痔瘡自救全書

痔瘡專家教你

預防、診斷、自療、術後保養，
搞定國民病一本就通！

禾馨民權婦幼診所大腸直腸外科
微創痔瘡手術專任主治醫師
痔瘡專家 鍾雲霓

*僅以這本書，
獻給每位想更了解痔瘡的讀者。

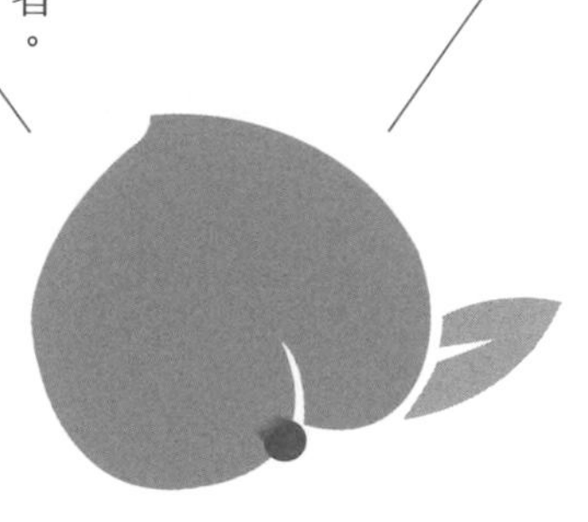

suncolor
三采文化

作者序——

得「痔」免驚！本書能解答所有疑惑

這是規律而平常的一天，天剛亮時，打理好孩子送上學後，在健身房落地窗前，望著初醒的城市晨跑，最後在微光中，將今日手術的病歷看過。

這是漫長外科訓練中習得的自律，盡量讓能掌控的作息規律，以因應可能面對的挑戰和不定性，因為，即便是再單純的疾病，都有千變萬化的可能，不同的病人將表現不一樣的病徵，我們在日復一日的手術中，學會對疾病保持謙卑、對組織保持尊重。

痔瘡是任何人都可能遭遇的困擾，而痔瘡治療是一門微妙的藝術。

同樣的疾病，在不同病人身上，便有著不同的變化和挑戰。鑽研痔瘡治療的我，除了十多年來，在臨床和刀檯上，反覆體會痔瘡組織的特性外；也在生活中，反覆試驗各種飲食和習慣。當然，也因為為人母的身分，親身體驗孕產過程中痔瘡的各種變化。

「我的症狀是痔瘡嗎？我的痔瘡嚴重嗎？」
「為什麼我的症狀和我朋友的症狀不一樣呢？」
「非要開刀嗎？開得乾淨嗎？我不想開刀，有辦法能治嗎？」
「有好多治療方法，我適合哪一種呢？開完刀要怎麼保養？」
「為什麼有人說痔瘡治得好，有人說治不好呢？痔瘡要怎麼預防呢？」

多年來，我深深體會了，面對如此古老而普遍的疾病，坊間資訊仍眾說紛紜，幾年前，在師長的啟發下，我設立了衛教網站：www.hemordr.com定期更新關於痔瘡的衛教資訊，希望以淺顯易懂的方式，讓患者更安心；而今，整理多年來的臨床經驗成冊，是希望能以更完整的方式，分享我診治患者的心得。

門診時間有限，有時候很想為焦慮的病人細細解釋痔瘡的來龍去脈、仔細釐清飲食或生活習慣上的疑問，有時，也想替為了接受手術而徬徨的病人做分析。於是，我把這些絮絮叨叨的叮嚀寫進這本書裡，像是一本關於「痔瘡」這個疾病的共同筆記，希望能夠給予有困擾的病人些許指引，也希望能陪伴擔憂的你。

另外，這本書裡，特別以「Dr.鍾的人生相談室」收錄了五篇我醫學生涯中的小故事，無論是溫暖擁抱的瞬間、掌心的溫度、思念的眼淚，是這些經歷，讓我相信人與人之間的真誠善意，以及生命中真摯而美好的小事情；也是這些信念，在日後漫長的行醫路上，指引了我方向。

感謝我的恩師許自齊教授，在外科訓練的漫長歲月中，以身教、言教引領著我，並在帶我赴日學習的過程中開拓我的視野；感謝支持我的盟友們，無論和我共同跨科照顧病人，或成為我堅強的後盾，我深深珍惜這份情誼；感謝我的家人，成為外科醫師的另一半從來不是容易的事，感謝你一路上支持著我承受這份工作中的壓力和不定性，謝謝你始終支持我的每個決定，陪伴我面對一路上的風雨。當然，也感謝我親愛的編輯群，協助我將這些年來的臨床經驗整理成書、讓讀者易於閱讀。

最後是，謝謝曾走進診間、或正在閱讀這本書的你。

這十多年來，穿梭開刀房和診間，是你們的信任、支持和包容驅動著我。

「醫生，真的很謝謝你。」

當病人起身走出診間，這麼對我說時，我常會靜靜望著他們離去的背影，笑著出神。

也謝謝你。

讓我有這個榮幸，成為你的醫生。

鍾雲霓

contents

第2章

聞痔色變！為什麼是我得到痔瘡？

第3章

向專業醫師求助！自己的痔瘡，也能自己救

第4章 消除恐懼心理！該鼓起勇氣就診嗎？

第5章 難以啟齒，只好私訊醫師

第
1
章

天啊！
我該不會有痔瘡？

痔瘡不是病，而是人體中具有生理功能的正常組織！幾乎所有成人都會因日漸老化而有輕微痔瘡，若痔瘡沒有帶來不適，不用太緊張！

人類獨有！直立行走的代價

痔瘡，是人類直立付出的代價。
幾乎所有成人都有輕微痔瘡，差別在於痔瘡是否帶來令人困擾的症狀。

在悠悠百萬年的演化當中，人類從趴在地上移動，漸漸直起身、空出雙手，看得更遠、手部更靈活。然而，本來造物設計將肛門置於人體後方，卻因為直立後移到了身體下方，從此，不管坐、站、跑、跳，肛門永遠處於最受壓迫的位置。隨著肛門部位血管日夜膨脹，最終滑脫出肛門外，便形成我們熟知的痔瘡。

如果我們像大部分的四足動物一樣爬行，肛門承受的重力影響就會比現在少，排便時向下拉扯的衝擊也會減少。所以啊！痔瘡，是人類直立付出的代價。

別懷疑！人類是唯一會長痔瘡的生物

「我不相信！除了人類之外，一定還有其他動物有痔瘡問題！」有一天開刀時，團隊護理師們心血來潮，開啟了痔瘡動物的票選活動。啊！真的只有人類有痔瘡啦！不信你們來踢館看看。

「袋鼠！袋鼠常常站著，一定有痔瘡！」

是啦！澳洲觀光海報都有袋鼠站定、回眸望向鏡頭的照片，可能會讓人產生牠的肛門和人類一樣在軀幹下方的印象。但是袋鼠擁有的是泄殖腔，不像人類是獨立的直腸肛門系統，所以牠排便時不需要擠壓用力。此題結案，袋鼠不會有痔瘡。

同理可證，貓、狗、豬、牛、馬、羊……這些四肢著地的動物，同樣不會有痔瘡問題；而鳥禽類的腸胃道開口是泄殖腔，邊走邊大小便，沒有忍便或肛門壓力過高的現象，更何況，牠們的泄殖腔開口也在身體後方，因此如果你養鳥，完全不用擔憂牠長痔瘡。

仔細想一遍，自然界裡像人類一樣每天兩隻腳站立，有著獨立腸道開口、幾乎是以全身重量將肛門壓在軀幹底部、每天走來走去的動物，還真的沒有。所以啊！放寬心接受我們先天直立的弱點，也一起坦然面對這個從人類祖先站起來後就開始存在的古老痼疾吧！

只要是人類都可能有痔瘡的問題，知道了這點，不知是否讓你稍微寬心了呢？每回門診聽到病人問我「怎麼知道有沒有把痔瘡拿乾淨」時，都會讓我不禁皺眉。大家對痔瘡應該要有個正確概念：它本

肛門位置較低、形成痔瘡

凡是以四肢爬行的動物，肛門位置高，受重力影響較少，不像直立的人類會發生痔瘡。

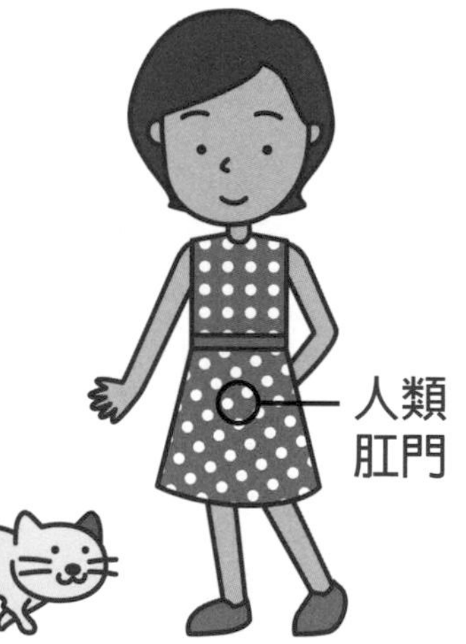

來就是人體的一部分，排除剛出生的嬰兒，在使用十幾年肛門後，幾乎所有的成人都會有輕微痔瘡，差別在於痔瘡有沒有帶來令人困擾的症狀罷了。而輕微痔瘡在肛管裡其實負責了守門員的角色，在我們站立時像個軟塞子密密地將肛門滴水不漏地閉合。當有了這些基本觀念，就無需再聞痔色變啦！

四大因素，導致痔瘡脫出！

曾有文獻統計，在漫長的一生中，可能有九成以上的人曾遭受程度不一的痔瘡症狀，如果只是很偶然的腫脹、出血，幾乎無需處理，注重日常保養即可；若症狀持續，則需要尋求積極的治療方式。而隨著年齡增長，發生痔瘡症狀的機會越高；儘管歐美統計，痔瘡盛行率在性別比例上為男：女＝2：1，但也有可能是女性比較羞於就醫、因而低估的關係。

關於痔瘡脫垂的原因，大概不外乎幾個因素：

❶ 肛門軟組織與韌帶（Treitz's Ligment）老化鬆弛：三十歲以後，全身上下

的軟組織都開始受到地心引力影響而下垂，臉皮會下垂、眼皮會下垂、肚皮會下垂，小腿靜脈會突出下垂，每天或坐或站都處在身體最下方的肛門，當然也會有皮、肉、血管往下脫垂的問題，只是我們給這種肛門組織鬆垂的現象，起了個名字叫「痔瘡」。

❷ **現代人纖維攝取量不足**：適合肛門的是呈鬆軟香蕉狀大便，缺纖維質的糞便又小、又細、又硬，對肛門會造成反覆拉扯；易腹瀉體質病人的糞便則是水狀、強力噴發，為肛門帶來反覆的衝擊，兩種都不健康！以保養臉部皮膚為例，化妝或洗臉時來回過度搓揉皮膚，會讓臉皮提早鬆弛老化，肛門亦是，不穩定的糞便拉扯也會加速它老化的速度，脫垂指日可待。

❸ **腹壓增加**、**骨盆腔血流循環不良**：舉凡懷孕、肥胖等增加腹壓的因素，都可能加重痔瘡困擾；缺乏運動、久坐久站時間長，也是現代人容易得到痔瘡的原因。

❹ **肛門括約肌太緊**、**太亢進**，**增加排便時的肛門壓力**：簡而言之這是個人體質關係，統計發現常發生於年輕男性身上。唯一能預防的方法是，如果知道自

己肛門壓力較高，就要越留意保持高纖飲食，排便時坐在馬桶上出力的時間切莫太長，一般超過五分鐘，痔瘡便可能悄悄纏身了。

正常痔瘡vs.病態痔瘡

痔瘡原本是具有生理功能的正常組織，因受到不正常的擠壓或外在因素影響，造成痔瘡組織脫出，形成臨床上所謂「有症狀」或病態的痔瘡。

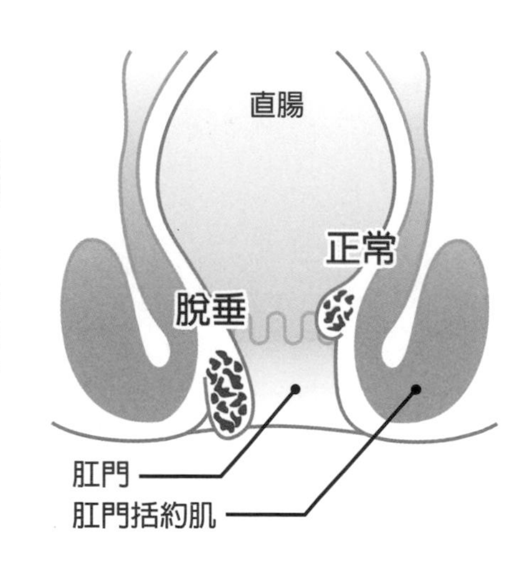

照護屁屁第一步！必學肛門結構課

肛門外部皮膚細緻，向內則與消化道濕潤的黏膜相連結，所以儘管經歷食物和糞便摩擦，再生速度也比身體其他部位來得快。

「肛門這地方其實沒那麼髒，你不要一直洗啦！尤其不能用肥皂或洗潔劑洗。」門診又來了一位太愛乾淨、將肛門清潔過度而造成肛門濕疹的病人。

「可是我就是覺得不乾淨啊！」

「肛門的構造很像我們的口唇部位，你嘴唇如果洗久了會乾、會龜裂，肛門也是。」

「肛門皮膚像嘴唇？」病人給了我一個有點嫌惡的表情。

是啊！如果沒有從頭說起，怎麼能讓你知道嘴唇和肛門，一頭一尾攣生星宿之間的關係呢？

認識肛門的構造與功能

這裡邀請你跟我一起做個想像：呈圓球體的小小受精卵，在成長分化的過程中從中間長出一個小空腔，這就是未來中空的腸道系統，而圓球體兩側則分別形成肛門和口腔；這個兩端有著開口、中間中空的系統，即為人體的「口腔─食道─胃腸─肛門」消化系統。

口腔和肛門不但是消化道前、後的兩端開口，它們的組成也同樣

胚孔的命運

胚孔在胚胎兩端，分別形成嘴巴和肛門。

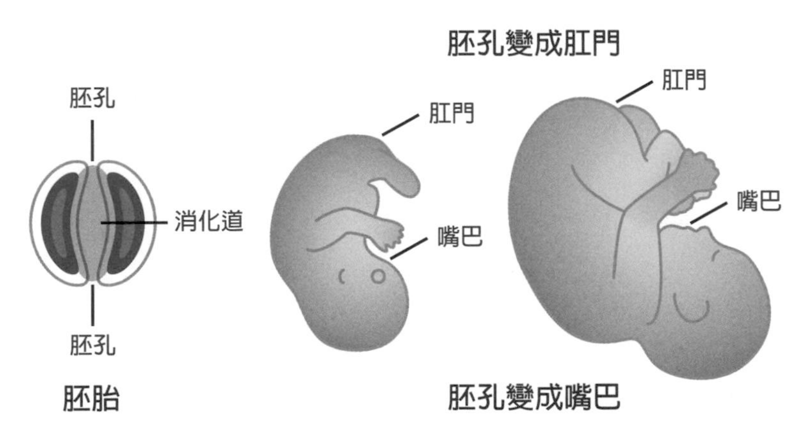

有細緻、滿布血管的皮膚，向內連結著消化道濕潤的黏膜，所以儘管常常經歷食物和糞便的摩擦衝擊，它們的再生力也比身體其他部位的皮膚更快速；同時，也因為密布的血管網總是湍流著豐富血液，縱使這裡細菌日夜來去，也沒那麼容易受到菌落感染。

肛門的立體構造，是一個腸胃道末端約二點五公分長的管子，所以臨床上我們也習慣叫它「肛管」；肛管內有條環繞一圈、猶如一排長牙齒刻紋的「齒狀線」，這是內外痔瘡的交界；而在距離肛門口旁一點五公分處，環繞著七、八個退化的肛門腺

和嘴唇很相似的肛門組織

分據消化道前後兩端開口的口腔和肛門，都有著滿布血管的細緻皮膚，過度清洗反而容易造成搔癢或感染等問題。

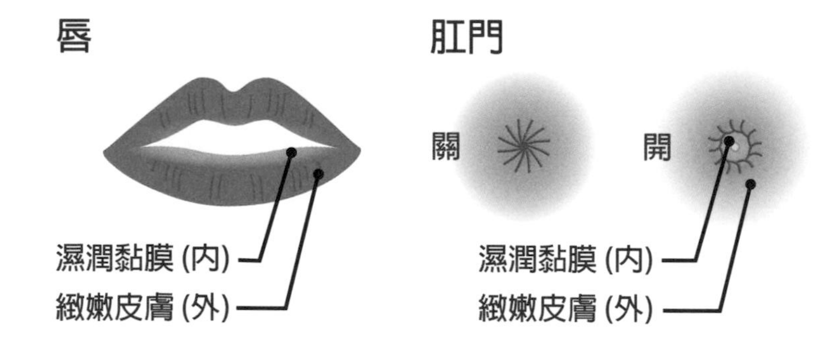

體，雖然沒有實際功能，但它們的開口都在肛管內部的齒狀線附近，一旦人體免疫力低下、有細菌跑進去時，若運氣不好又遇上腺體開口被糞便顆粒堵塞，就可能發生急性疼痛的肛門膿瘍或瘻管。了解肛門構造後，大家應該就能試著描繪一下，我們門診時為病人做肛門內診，觀察的是甚麼了吧？

有助初步診斷出大腸腫瘤

另外，不管醫師是以指診做肛門內繞一圈的觸診，或者以肛門鏡、內

肛門齒狀線示意圖

肛管內有條環繞一圈、猶如一排長牙齒刻紋的「齒狀線」，為內外痔瘡的交界，而距離肛門口旁1.5cm處則環繞著七、八個退化的肛門腺體。

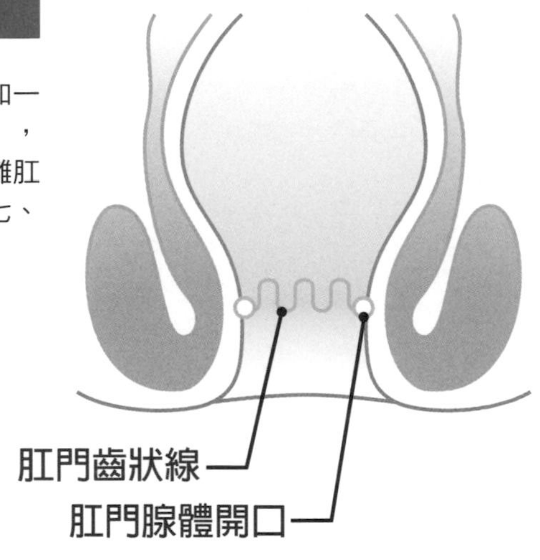

視鏡做視診，都能在診療當下檢視肛管附近，甚至直腸下端是否有腫瘤或惡性增生物。然而，大腸的長度約一點五至兩公尺，如果想排除整段大腸裡瘜肉增生或腫瘤的可能性，就得借助進一步的大腸檢查。

大腸是個以「ㄇ」字型坐落在腹部的管狀器官，雖然泛稱大腸，但其實它包含右側升結腸、橫結腸、左側降結腸、乙狀結腸和直腸幾個部分，最後開口於肛門，這也是為什麼同樣檢查大腸，卻有肛門鏡、直腸鏡、乙狀結腸鏡、大腸鏡不同的名稱，這幾個檢查深度分別由淺到深，都是為了釐清大腸不同區段內腫瘤生成的可能。除了鏡檢外，大腸鋇劑攝影則是讓病人喝入，或者以灌腸方式注入牛奶狀的流質鋇劑，再讓你乘上X光機做不同的旋轉姿勢，讓鋇劑在腸胃內盡可能地轉圈圈、均勻覆蓋於腸道，再透過攝影確定病灶。

所以，下次到大腸科門診就診時，不妨問問醫師今天安排的是哪種檢查，除了更能掌握自身身體狀況，醫師可能也會因為你認真做過功課感到十分驚訝唷！

痔瘡不是病，而是生理構造

痔瘡原本是人體中具有生理功能的正常組織，隨著日漸老化及不良的生活習慣，因而產生各種不同程度的症狀。

肛管，是肛門邊緣往內延伸、直腸以下四公分的位置。在這四公分的範圍裡，淺層富含著肛門內豐富的軟組織、血管叢，和肛門腺體開口；深層則包圍著掌管肛門開闔的括約肌肉。

從嬰兒時期開始，肛管內的血管和軟組織隨著成長膨脹，漸漸生成肛管內部的軟墊。此軟墊最主要的功能就是讓肛門由內而外緊緊閉合，使人類從開始站立的那一刻，就算偶然腹瀉、腸內堆積糞水，也不會有一走動或站起身就糞水橫流的困擾。而這個守門的肛門軟墊，便是我們耳熟能詳的「痔瘡」。

身體老化×不良生活習慣，讓痔瘡產生不適症狀

如果你沒有任何痔瘡症狀或困擾，只是在做大腸鏡或例行身體檢查時，拿到醫師提供的健檢報告，上頭寫著你有「輕微痔瘡」時，它的白話文其實是：沒有惡性發現，肛門軟墊結構正常，而且閉合良好。

因為重力的影響，人體所有組織隨著歲月都會漸漸老化鬆弛；加上我們直立後，無論或站或坐，肛門都處於身體最下方的位置，肛管內的肛門軟墊自然而然就漸漸鬆脫老化，產生各種症狀。

倘若肛門軟墊內的血管提前老化膨脹、血流在其中形成血塊，堵塞住後方血流的去路，便會帶來局部疼痛、腫脹等不適，也就是所謂的「痔瘡發作」；要是肛門軟墊向肛管內膨大，與經過的糞便摩擦出血，就會產生「痔瘡出血」；若軟墊鬆脫、滑出肛門外，依照滑脫的程度，將形成二、三、四度的「痔瘡脫垂」。

因為肛門軟墊的主要組成是軟組織和隨著循環脹縮的血管，所以預防它滑脫的最佳方式，就是避免過度的衝擊、避免持續充血。更具體地說，當發生便祕

時，糞便會持續撐開、壓迫肛管內的軟墊，久而久之便會把它撐鬆；腹瀉時，糞便則是不斷地沖刷肛管軟墊，久了會把它向下推出肛管。也就是說，無論便祕或腹瀉，都會導致肛管組織提早老化、產生痔瘡脫垂的症狀。而日常久站或久坐不動，會導致處於低位的肛門處血管持續膨脹，脹久了、回流不佳，血管壁撐鬆了，血管便容易充血，也會因為血流在這裡流速遲滯，而形成堵塞血管的血栓，加速痔瘡膨脹的症狀了。

痔瘡症頭可大可小，如何處理？

痔瘡是肛門部位的良性疾病、血管軟組織老化的症狀，有時問題並不大。要不要處理的關鍵在於「是否會影響生活、帶來困擾」。

痔瘡是個會引起多樣不同症狀的千面女郎。

肛門附近的任何症狀都可能與痔瘡相關，所以當你聽隔壁鄰居說他會疼痛流血，但自己卻只有異物感或搔癢感時，只是因為痔瘡形成的位置不同、每個人的排便習慣不一樣，所以即使遭逢同一個疾病，表現卻有所不同。

說到底，痔瘡是肛門部位的良性疾病，是血管軟組織老化鬆弛帶來的症狀。進一步來看，正常血管較近似於管狀或絲線狀，而經過老化膨脹的痔瘡血管常呈現桑葚狀，一粒粒被撐大的血管球容易發生腫脹不適、摩擦出血。但畢竟它還是正常血管的一部分，因此我常苦口婆心跟就診患者解釋，得了痔瘡有時並不是什麼大問題，也不是非得把它處理掉，要不要處置，關鍵在於「這個痔瘡是否會影響你的生活」。臨床上我們也向病人比喻，判斷是否進行痔瘡手術的概念，比較近似於判斷要不要做臉部拉皮手術。人人都會隨著歲月有眼皮或臉皮下垂的問題，但除非眼皮鬆垂到遮蔽視線、或臉皮脫垂到有礙觀瞻，並非人人需要手術。

如果沒有任何不適症狀，只需更注重飲食、排便的習慣和保養即可。

老化的痔瘡血管

痔瘡是人體血管的一部分，歷經老化膨脹後常以桑葚狀呈現，一顆顆被撐大的血管球常帶來腫脹不適或摩擦出血症狀。

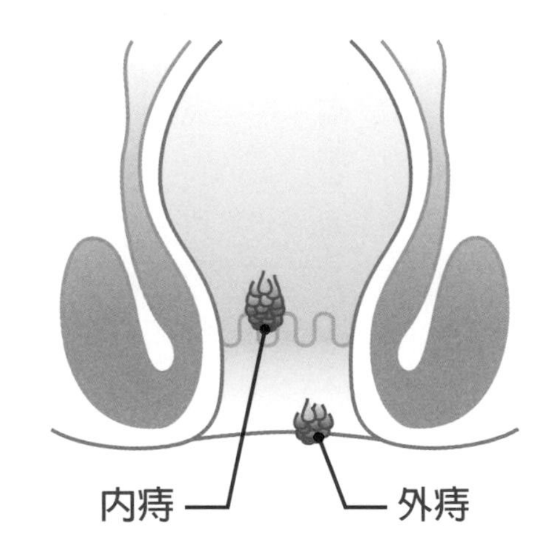

五大常見異狀，都是痔瘡惹的禍

通常因為痔瘡而就醫的主訴，包括以下幾點：

❶「洗澡時，肛門口摸到凸凸的東西」

因為外痔或三、四度痔瘡而造成的肛門口異物感，會讓人總覺得走久了、坐久了或在排便後，肛門口像是卡著東西，伸手則可摸到凸出的肉球，而這種感覺可以時有時無，也可以是一直存在的。

❷「很晚睡、很累，或生理期來之前，覺得肛門腫痛」

每當喝酒吃辣，肛門口便腫痛、熱辣得不得了，或是當睡眠不足或疲憊時，腫脹和疼痛的情況總使人焦躁不安、生活受到影響。

❸「我排便很正常，但一排便就一直滴血，幾乎一、兩個月就要來一次，像月經一樣」「那天我只是蹲久了站起，內褲竟然都是血，明明一個大男人還得去買衛生棉」

即便是軟便也會帶著血水，有時還因為硬便磨破痔瘡而造成潰瘍疼痛，甚至是改變姿勢或行走、跑步、競速腳踏車比賽後，也會出現痔瘡出血的情況。單次的痔瘡出血，通常不至於引起失血過多、昏倒或休克，造成生命危險；但長期慢性痔瘡出血，因為不會帶來疼痛、每次出血量也不算太多，身體會漸漸習慣，可是體內血紅素其實正處於如階梯式的消耗狀態，也就是所謂慢性貧血，一般當察覺時都已經是嚴重貧血了。我碰過不少病人進診間時一臉蒼白，說自己常頭暈虛弱，以為心臟有問題，最後檢查發現是痔瘡出血導致血紅素低下，體內血紅素量不到正常人的一半，血液看起來稀稀透透的。健康竟被一個良性疾病拖累到這種程度，真是不值得！假如經常在排出軟便時，伴隨無痛性的內痔出血，時間超過三個月以上，請不要輕忽它。

④「肛門好癢，半夜最癢，我很認真洗，卻越洗越癢」

脫垂的痔瘡組織有時會在排便後沾染糞便、沾黏衛生紙，造成反覆濕疹；有的病人因為痔瘡脫垂、肛管內黏膜翻出，而造成內褲底總是濕黏、影響衛生，久而久之也帶來惱人的肛門搔癢和濕疹。不過，臨床上看到比較多的情況是，病人因為痔瘡脫垂引起肛門搔癢，卻誤以為搔癢是清潔不夠使然，而過度清洗肛門，一再造成破皮濕疹。再次強調，肛門不適合用肥皂、高溫熱水或特殊清潔劑清洗，肛周皮膚敏感時，以溫水沖洗、毛巾輕輕壓乾，是最好的保養方式。

❺「我覺得很醜」

這個主訴常會讓我們這行的醫生有點害怕。我能明白女性朋友追求由裡到外的平整、健康、美觀、甚至緊實，不健康、脫垂贅生的痔瘡不但清潔不易，也讓愛美女性難以忍受，所以當然也會秉持專業，盡力達成病人對完美的要求。更何況，手術是極致的藝術，以巧手精緻手工自豪的外科醫師必定盡心盡力、使命必達。但話說回來，這些糞便可不會在意我們有多努力。排便是肛門的天生使命，就算手術做得再精美、狀況比術前好得多，恢復期時的排便拉扯和摩擦，也可能帶來些許疤痕問題。唯有保持排便順暢、減少摩擦衝擊，才是預防痔瘡和術後疤痕的最高指導原則。

痔瘡看診，醫師檢查這樣做

那麼，醫生到底是怎麼確診病人患有痔瘡的呢？

無論是哪種症狀，就醫時，我們會請病人朝左側臥躺，將大腿、小腿彎曲，先目視檢查肛門周圍，看看痔瘡對外觀及各種症狀影響的嚴重度，同時排除其它可能病灶。接著做肛門指診，用食指檢查直腸較低的部分、排除低位直腸腫瘤，同時評估肛門括約肌的功能。最後會用比手指粗一些的肛門鏡做檢查，將肛門內外仔細巡邏一次，分別究竟是內痔、外痔或混合痔，甚至判斷是否有肛裂問題。如此一連串檢查步驟，才算是對痔瘡的完整評估。

輕微一度或二度痔瘡造成的不適和腫脹，通常會建議先以藥膏、塞劑治療，配合溫水坐浴，並且透過多攝取粗纖維、大量飲水等調整，以及規律運動幫助改善。與其說一有痔瘡就要如何積極地治療，大家不妨把它當作一個健康上的小警訊，為了預防痔瘡襲擊，戒菸少酒、適時調整作息、飲食和建立良好的運動習慣，都能讓你過得更健康。

痔瘡看診示意圖

就醫時，醫師會請病人朝左側臥躺，將大腿、小腿彎曲，先目視檢查肛門周圍，檢查痔瘡對外觀及各種症狀影響的嚴重度，同時排除其它可能病灶。

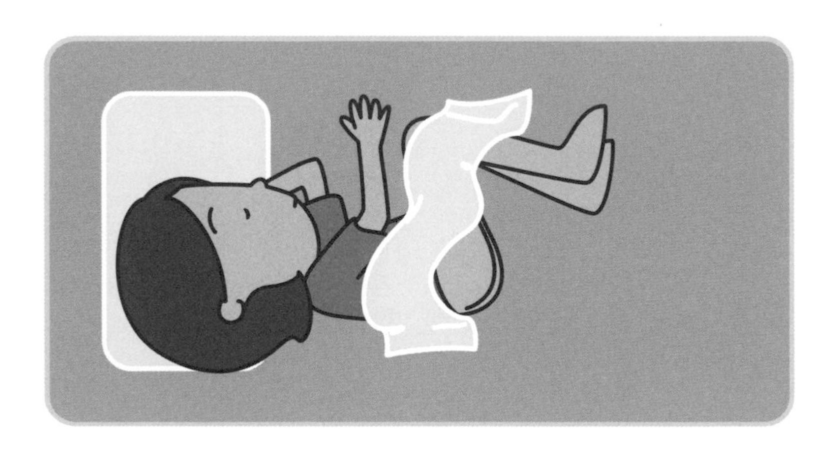

跟隨四季變化，痔瘡症狀百百款

血管老化造成的痔瘡症狀，會受到人體的循環狀態、溫度、環境、飲食等因素影響，同樣是痔瘡，不同季節的表現也不一樣。

痔瘡所形成的症狀，是指肛門血管、軟組織，隨著老化、反覆使用而帶來的各種惱人現象。文獻統計，肛門平均使用四十幾年，便開始出現老化，所以四十五至六十五歲族群最容易受到痔瘡衍生症狀的侵襲。既然是血管老化，它的症狀也會受到人體的循環狀態、溫度、環境、飲食影響，所以同樣是痔瘡，四季表現也會不一樣。

「鍾醫師，冬天到了，你可以協助我做一篇痔瘡報導嗎？」「可否請你分享夏季痔瘡病人的案例？」多年來，媒體朋友總會在不同時節邀我提供衛教說明，也曾有人提到「有沒有哪個季節，容易引發痔瘡」的疑惑，我的答案是：四季都是，而大家往往都很驚訝。事實上，每個季節都可能是痔瘡發作的高峰期，只是發作症狀各有不同。

春夏季，痔瘡脫垂、外翻造成搔癢的高峰期

痔瘡達到三度或四度的病患，最常有的症狀敘述是「排便後或久坐久站後，會覺得肛門口有異物感，有時擦擦藥、用手推回去，就能減低異物感」。前面提過，肛門肌膚和嘴唇構造很類似，嘴唇外側是皮膚，內側靠口腔處是濕潤黏膜；而肛門外側是肛門外皮，內側是腸腔內的濕潤黏膜。當發生從肛管內膨脹、往外滑脫的三度或四度痔瘡時，難免就會將部分肛管內的濕潤黏膜往外翻了。原本該在肛管內將糞便頭浸濕、好幫助糞便順利滑出的黏膜，現在被翻到肛管外頭，肛門周邊也就被沾染得都是黏液。

不過，由於秋冬人體代謝得較慢，無論汗水、黏液、油脂都分泌得少，就

算有黏膜外翻情形，也不見得會產生明顯症狀；但到了春夏，代謝變得旺盛，這些外翻黏膜分泌的黏液，便會引起肛門周邊皮膚的刺激，這時如果本來就有過敏性鼻炎、異位性皮膚炎等過敏體質的病人，會因為刺激而有肛門搔癢的困擾。所以，春夏來就診的痔瘡病人，經常是以「肛門癢」來做表現。

有時，輕微的搔癢，只要稍微調整生活，佐以藥膏輔助，就能改善；但有些病人，尤其是女性，當發生搔癢時便開始用肥皂、清潔劑、私密處洗劑大肆清洗，皮膚越洗越乾，反而越來越癢，久而久之掉入「肛門搔癢—過度清潔—引起肛門濕疹」的循環之中。其實，肛門只需以溫水、清水輕柔洗淨就好，任何洗劑對它而言都會造成負擔，真覺得有點乾癢時，塗上一點點凡士林做保濕即可。臨床多年，我們看到大多是清潔過度的病人，鮮少有人因為清潔不乾淨而引起症狀。當然，如果黏膜外翻得太嚴重，導致相對位置反覆形成慢性濕疹，這種搔癢光是擦藥也不會痊癒，此時就得認真和醫師討論後續的治療處理了。

秋冬季，最容易爆發血栓型痔瘡

當冬天氣溫驟降、血管收縮時，包含心肌梗塞、中風病人等心血管疾病的發生率亦會急遽上升，有痔瘡痼疾的患者，也會因為痔瘡內血流受阻滯、循環不佳，而容易產生血管內的血栓。「血栓」是小小的血塊，通常血液順暢流過正常血管時並不會輕易形成血塊，但老化鬆弛的痔瘡血管管徑較大、血管壁較不具彈性，血流通過這段血管時，流速會因此遲滯，黏稠血液流得慢了，就像有泥沙的河川形成淤積般，便形成了小血栓；若瞬間形成的血栓量較大、塞住血管，使後方血流不通，就會引起令人感到劇痛的「急性血栓型痔瘡」。如果這時再加上冬令進補，吃了補品、燥熱、辛辣的食材，亦或是尾牙喝酒、吃個麻辣鍋，增加血管膨脹程度，紅、腫、熱、痛的痔瘡情況更會加劇。

假如這是你第一次遇上血栓痔瘡發作，先別慌。血栓一旦生成，是有機會在未來的四至五週內被後方沖刷來的血液漸漸沖散的。就醫後只要規律坐浴，無論是每天早晚，尤其在排便後、洗澡前，以臉盆裝比體溫高一些的溫熱水浸泡肛門周邊十五分鐘；或是直接泡溫泉、或浴缸放滿溫熱水浸浴下半身，都能幫助緩解。但如果這已經不是你頭一回受到血栓如不定時炸彈般的攻擊，就得仔細考慮以手術處理容易一再復發血栓痔瘡的位置。

我常安慰病人，會得到血栓痔瘡不見得是做錯或吃錯了什麼，有時血管老化達到一定程度，光是天氣變化都會觸發它發作。所以，能預防的盡量預防，平時飲食清淡、排便順暢、規律運動，當真遇上血栓困擾時再就醫，跟醫師商討怎麼處理也不遲。而原本就有輕微痔瘡症狀的朋友，到了冬季時可以在每天洗澡後坐浴，促進局部循環，預防血栓型痔瘡發生；另外，冬天雖然天氣寒冷，讓人想待在室內不動，但規律運動才是阻止血栓生成、預防痔瘡腫脹的好方法，大家別忘了多起身，走出戶外活動活動哦！

平平是痔瘡，型態、治療大不同

反覆痔瘡脫垂、或排軟便仍引發出血的痔瘡，都必須積極治療。根據痔瘡組織型態的不同，治療模式也大不相同。

這一篇想和大家探討幾種在門診時，醫師會認真建議以手術處理的痔瘡典型。先前多次強調過，痔瘡是肛門軟組織和血管老化鬆弛的現象，所以即便是被診斷出痔瘡，卻從未受到痔瘡困擾時，只需要調整飲食、注意排便順暢，便能與之共存。但是，以下兩種痔瘡情況，則會強烈建議病人不可放著不管。

❶ **反覆痔瘡脫垂，甚至叢生血栓：**這種類型的痔瘡可能會在任何無預警狀況下造成劇烈疼痛，有時膨脹太厲害、嵌卡在肛門外，便會造成病人無法正常站坐或生活；排便後或走路走久了、站久了，痔瘡會脫出肛門口，且感覺越來越難以

手推回復位。

❷即使排出軟便也會引發出血：再怎麼正常的肛門，在乾硬糞便的衝擊下都可能偶爾疼痛出血，但如果排出的糞便都已經是濕潤柔軟的，卻還是有鮮血染紅馬桶的情形，需多加注意。因為持續出血半年下來，病人便會產生頭暈、發喘、心悸等慢性貧血症狀了。

千奇百怪的痔瘡檔案

為了讓大家對痔瘡型態有更具體的概念，我們將幾種典型的痔瘡歸檔，賦予較生活化的類別命名，同時也希望能分享這個科別醫師對於各種痔瘡長相的好奇心和熱情。下頁是五種典型痔瘡介紹，分別是「鵪鶉蛋或鵝蛋型痔瘡」「大溪地黑珍珠型痔瘡」「兔耳脫垂型痔瘡」「霸王花型痔瘡」「嬰兒拳頭型痔瘡」。

檔案 1

鵪鶉蛋或鵝蛋型痔瘡

京小姐是位三十五歲的產後媽咪，為她施打無痛分娩的麻醉科醫生因一心掛念產婦的恢復狀況，在巡房時偶然看到病患有如吹氣球般瞬間膨大的痔瘡，便趕緊通知我。這種急性痔瘡的疼痛狀況經過以溫水坐浴稍微止痛消腫，以及進行微創痔瘡手術後，便很快地獲得痊癒了。

形成原因：此類型病患常常是本來就有痔瘡，再遭遇一個讓肛門快速充血的急性因素，例如懷孕生產、突然嚴重便祕，或腸胃炎、服藥導致腹瀉好幾天等。

特點：會在幾天內迅速變得巨大，但痔瘡組織觸摸起來應是Q彈的，會有些半透明的透光性，形狀小一點的像橢圓形鵪鶉蛋，脹大一點則會像一顆卡在肛門口的鵝蛋，讓病人很難闔腳也坐不下來。

保守療法：首先以溫熱水坐浴一日四次，幫助組織循環。若血液能沖散深層的血栓、讓血流順暢，腫脹感會在一週左右減半，痔瘡體積也可望在一週內由大鵝蛋變為小鵪鶉蛋。值得一提的是，如果產後遭遇這一型急性痔瘡困擾，最快可以在自然產後隔天或剖腹產後十四天，藉由手術處理。儘管病況嚇人，但是別慌張，和專科醫師一起討論，我們有很多方法可以對付它。

鵪鶉蛋、鵝蛋型

特徵為摸起來Q彈，具半透明的透光性，小一點的像橢圓形鵪鶉蛋，脹大一點則像一顆卡在肛門口的鵝蛋。

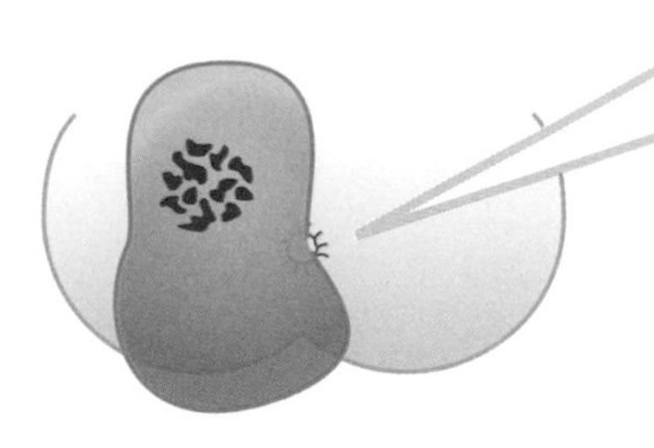

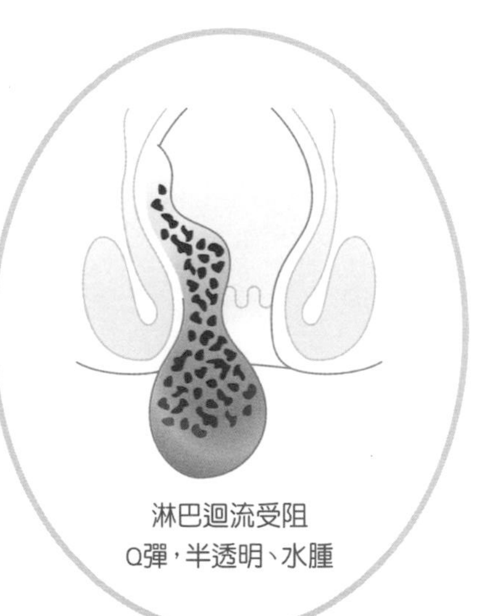

檔案 2

大溪地黑珍珠型痔瘡

盧小姐是位年紀約三十出頭、身材纖細的媽咪，生產後隔天，病房護理師急忙聯絡我，表示因寶寶體型較大，產婦產道發生裂傷，但疼痛感卻是在屁股部位。其實這是很常見的狀況，偌大院所內，百分之七十五的產後女性都遭遇過痔瘡困擾。病人先採溫水坐浴方式處理，不料四天後，痔瘡疼痛堅硬的感覺依然不動如山，進一步內診，原來這些叢聚的血塊塞得更滿、更結實了。

形成原因：病人可能本來就知道自己有外痔，但也可能從來不知道自己有痔瘡問題。當痔瘡內曲張老化的血管終於達到一定規模，便容易在血管內凝結成暗黑色的血塊，也就是前面提過的血栓。「血栓型痔瘡」又分為血管慢慢被血塊阻塞的「亞急性血栓」，和血管瞬間被大量血塊阻塞的「急性血栓」。總之，在血管內凝結的血栓團塊，取出時就像是一顆顆渾圓的黑珍珠，當它沉積已久時，我們會笑稱它看起來就像價值不斐的大溪地頂級黑珍珠。

特點：幾小時內迅速變硬變大，異物感極強，整個痔瘡組織摸起來硬得像石頭一樣，病人常疼痛難耐，連壯漢都可能痛得在地上打滾。

保守療法：和鵪鶉蛋型痔瘡一樣，每天四次以溫熱水坐浴，幫助血流順暢、沖散堆積血塊。但黑珍珠型血栓通常塞得較密實，所以完全沖散的機率較低。這種大血栓型痔瘡可能有幾種命運發展：

❶ 血栓可能被沖到痔瘡血管的表淺位置，在排便時被磨破，自動放血。

❷ 部分血栓被沖散，另一部分被周邊組織包埋起來，形成組織較深層處的纖維凝塊，就像多年前跌打損傷瘀血傷處留下的纖維組織一般，但這個發展比較

惱人，意味著部分血管將長期被纖維塊阻塞，未來急性血栓的再發頻率會因此升高。「好煩好痛啊！醫生能幫我跟它好好分手嗎？」討人厭的，我們不強留，想遠離痔瘡不適？好唷！還能為你分離出一顆顆飽滿的血栓黑珍珠呢！急性血栓雖令人困擾，但好消息是，經手術處理效果極好，且再發率也極低。

大溪地黑珍珠型

異物感極強，整個痔瘡組織摸起來硬得像石頭一樣。

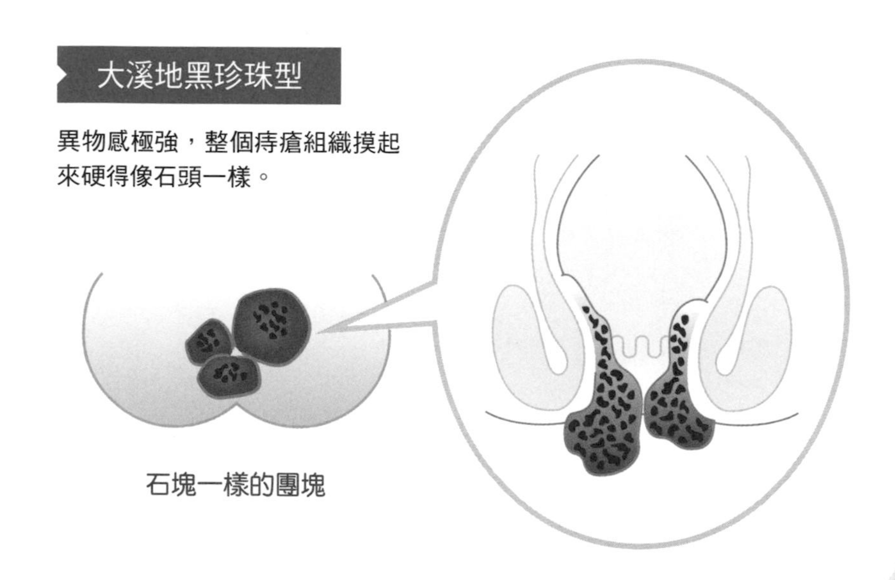

檔案 3

兔耳脫垂型痔瘡

四十多歲的樊先生，多年來一直有著排便後有異物從肛門口掉落、甚至卡在肛門口的困擾，如廁後都要邊清洗、邊用手將痔瘡推回肛門內。但近幾年，會感覺一顆Q彈的肉球特別難推回去，有天他心血來潮，拿手機自拍，赫然發現它是塊有著分支、表面黏滑的肉塊。

「健檢醫生懷疑是脫腸，要我快來找專科醫師看一下。」樊先生說道。

「你這是很典型的內痔，合併肛門乳突增生，」我在內診時仔細端詳著它的形狀，「它的分支好像從肛門裡冒出來的兔子耳朵欸！長得還蠻有創意的。」

形成原因：病人原先就有位於肛門齒狀線附近的內痔，而這個區域附近有些正常的肛門乳突，經過黏膜底層痔瘡血管膨脹、將乳突往肛管內頂出，反覆和糞便摩擦後，便形成奇形怪狀的乳突增生。增生的乳突猶如肛管內的小把手，當糞便通過時，自然會扯著這個突出處往外撕拉，最終便形成質感如魚丸般Q彈、包覆著黏膜的奇異增生物，因而在每次排便後從肛門跑出。

特點：肛門乳突增生處的質地和痔瘡組織不一樣，它是固定大小、近似疤痕或纖維化的組織，無論是坐浴溫水或擦藥膏，都沒辦法讓它縮小。由於表面包覆著黏膜，有時會讓人誤以為是腸子脫垂。

保守療法：效果不佳，定型的乳突增生無法用藥膏或坐浴等保守方式改善。然而，不管乳突是長得像包著腸黏膜的兔子耳朵，或任何怪異形狀，手術都能達到一勞永逸的效果。

兔耳脫腸型

因經年累月磨傷而生成，肛門乳突增生處的質地和痔瘡組織不一樣，它是固定大小、近似疤痕或纖維化的組織。

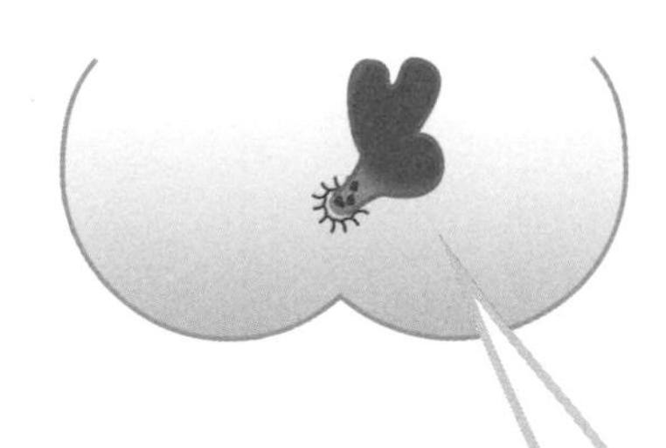

①是位於肛門齒狀線附近的內痔，當糞便通過時，將其往外拉，從肛門跑出，形成②。

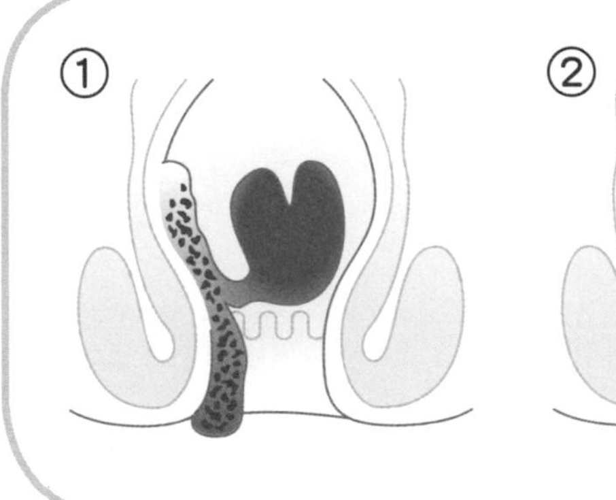

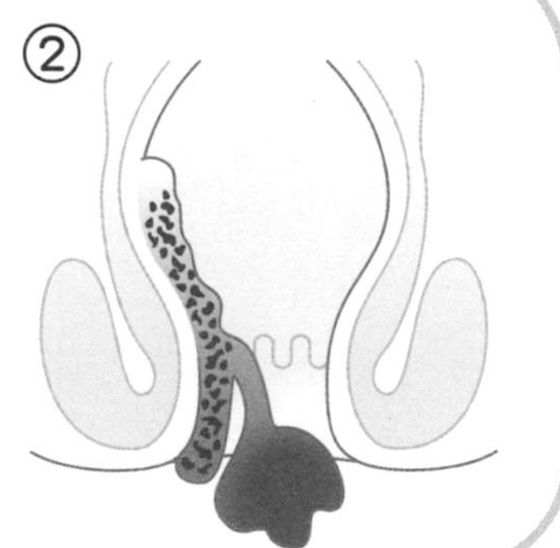

檔案 4

霸王花型痔瘡

今年七十一歲的葉女士來到門診時，好幾次不好意思地提醒我：「醫生，我的屁股真的很醜、很可怕，妳不要嚇到。」

哎！哪種痔瘡我沒看過呢！儘管來檢查吧！

沒想到一看之下真的很誇張，我忍不住驚呼，「這樣內痔全部翻出來，妳怎麼生活啊？」

葉女士幽幽地說，幾十年來她每天墊著護墊，但先前忙著照顧家人都無暇關照自己，等到最近才發現，連要出個門都十分困難，「想到外出時上個大號都要忙清理，就不想出去了。」

所幸最後手術很順利，回診時也沒有什麼問題。幾個月後，葉女士來到診間和我分享從國外買回的花茶，不但穿著打扮不一樣，也少了憂鬱的氣息，很開心地告訴我，終於可以擺脫護墊生活，不用擔心排便後的狼狽樣，自在地遊山玩水了！

形成原因：病人脫垂多年的內痔，經過長期糞便摩擦、拉扯、在肛門內外口往來箝制而贅生成多方向、不平整的黏膜面。

特點：翻出的內痔會分泌擾人的黏液，造成患者內褲底長期呈現濕黏狀態，所以需要常用護墊、夾入紗布或衛生紙；脆弱的黏膜表面甚至一碰就容易出血，病人褲底常有摻雜著黏液的血水，而常出血的症狀，也可能是慢性貧血的病因。

保守療法：建議平時如廁後以清水清洗、保持清潔，但霸王花型痔瘡因為黏膜長期外翻、表面濕黏，容易出血，無法有效讓藥膏附著、也無法將痔瘡推回，置入塞劑，所以各式保守療法效果皆不佳，然而，此類型的痔瘡，手術治療效果卻很好。

霸王花型

脫垂多年的內痔經長期糞便摩擦、拉扯，在肛門內外口往來箝制，生成多方向不平整的黏膜面。

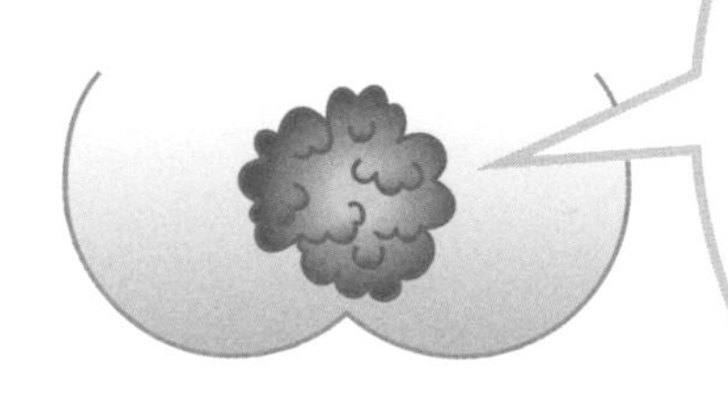

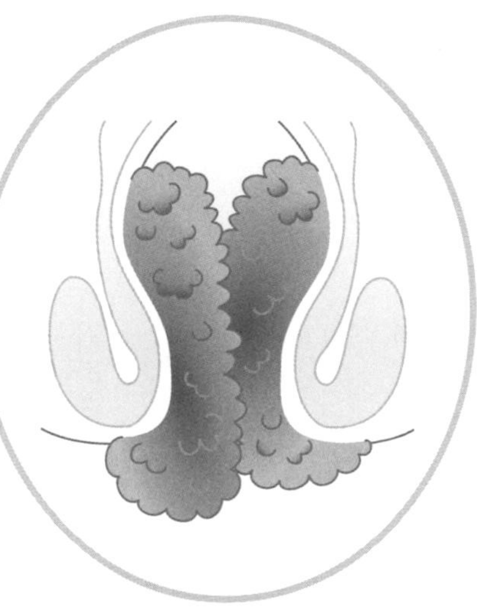

陳年內痔太多，擠不下肛管而外翻卡在外，常出血，易慢性貧血

檔案 5

嬰兒拳頭型痔瘡

一早，團隊裡的一位護理師喊住我，我看她睡眠不足的樣子，覺得很困惑，

「昨天一位病患打電話說痔瘡卡住，痛到不能動，一直講到我公車坐過頭，最後回到家已經很晚了……」

得到痔瘡通常不是一天、兩天的事，怎麼會突然痛到、急到讓護理師掛不了電話呢？

「就說痔瘡突然掉出來推不回去呀！聽她說……就像個嬰兒拳頭大！」

某天門診，我終於和傳說中的這位黎小姐見面。進診間時，先生的神色比她還焦急，原來是先生完整看到痔瘡掉出來的樣貌，以為是什麼恐怖腫瘤，還是

未知的附著組織，嚇壞了。幸運的是，雖然此類型痔瘡體積很大、視覺效果很驚人，手術處理卻不困難。待取下組織、特別拍個照給黎小姐夫婦作紀念，他倆紛紛驚呼，一個痔瘡原來可以醞釀到這麼大。

形成原因：病人原先有內痔，合併肛門乳突增生，但此增生組織在肛管深處。當生成的乳突中心點太沉重、過大，排便時反覆於肛門內拉扯，形成肛管內慢性肛裂的弱點。人體在自我保護機制下，會在周邊生成更堅韌的疤痕，好包覆慢性肛裂弱點處，多年不停拉扯及疤痕生成下，便長成了混雜巨型贅生疤痕組織的痔瘡。這種型態的痔瘡，在肛門內可以是多個肛裂點一起發生，造成肛門內很熱鬧地掛滿增生的乳突疤痕；也可以集中在單點生成，大小像個嬰兒拳頭。由於在肛管內醞釀此類痔瘡通常需要數年時間，直到真的太大、掉出肛管，卡在肛門外時才會引起病人的注意。

保守療法：可試著將脫垂的部分推回肛門，但因為合併乳突疤痕增生，無法只靠保守療法讓它縮小或改善，治療效果不佳，建議手術根除。

嬰兒拳頭型

原先有內痔合併乳突增生，因增生中心太沉重，造成肛管內慢性肛裂，因人體自我保護機制，周邊生成更堅韌的疤痕，加以包覆。

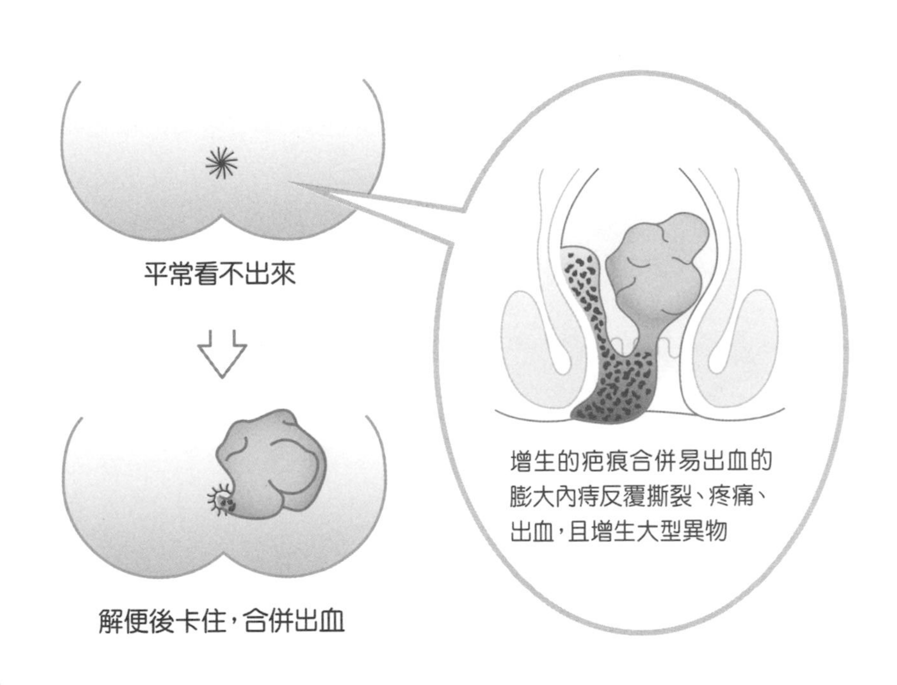

Dr.鍾的人生相談室①

成為一位醫生

剛入行時，學長曾語重心長對我說：「妳的個性會帶領妳選科，而一路上遇見的師長和病人，會決定妳最終是怎樣的一個醫生。」

這喚起了一段臨床回憶裡的舊時光。

琴子阿姨是我實習時照料的病人，一雙糖尿病足各科都會診過了，肌腱暴露的傷口反覆感染著，讓她的壞脾氣雪上加霜，這個月裡，我和護士幾乎每天都被她罵出病房。

這天下班後，我帶著決心來到病榻邊，用破台語向她慢慢解釋，腳再來該怎麼醫、該怎麼照顧自己，叨唸之間，琴子阿姨少見地沉靜了下來。

「妳真好，願意花那麼多時間跟病人說話。」

「不是我好，是因為病房裡就我最小啊！大家都忙，大概我最有時間吧！」

她聽我說完，不禁笑出聲來。

「有妳在真好，妳為什麼要換病房啊？醫生。」

「我要換病房學習啊！這樣我才能變成更厲害的醫生，回來照顧妳。」

「啊……可是那時候，妳就不是照顧我了。」

琴子阿姨看著我，我伸手，輕輕拍了拍她胖胖的手臂，和她相視而笑。

我一直記得那個大玻璃窗前的傍晚，和我的病人一起坐在病床旁、面對未知的感覺，而一轉眼，就走過了風雨飄搖的十來年。

這些年，我們，到底成了怎樣的醫者了呢？

依然萬分珍惜每一段和病人共同面對疾病的緣份，有時覺得，十年只是一瞬，回首時卻發現，自己一路已走了很遠，而未知前路仍延展在眼前。

「妳成為厲害醫生那時候，就不是照顧我了啊！」腦海裡浮現琴子阿姨那天傍晚，背著暖陽的笑容。

我們總希望和病人相遇在自己醫術最成熟的時候，有時我忘了，掌控疾病生死是神的能力，身為一個醫者能做的，只有時時刻刻竭力盡心。

而那些交付在手上的信任，沉甸甸的，我總會好好收進心裡。

為了不辜負病人，不辜負自己。

第2章

聞痔色變！為什麼是我得到痔瘡？

體重過重、生活習慣不好、體質不佳，都可能讓你成為得痔候選人！認識痔瘡分級，辨識痔瘡、肛裂、肛門瘻管的差異，才能對症治療！

生活習慣、體質不佳都是得痔候選人

痔瘡原本就是肛門血管提早老化的表徵，若遇上生活習慣不良或體質特殊等因素，肛門組織便容易提前老化，帶來痔瘡症狀。

「為什麼是我？天啊！我那麼年輕耶！痔瘡不是老人才有的疾病嗎？為什麼我那麼衰？」

一位十八歲的妹妹來到門診，告訴我在洗澡時摸到肛門口贅生了一塊軟軟的組織，心驚膽跳了好幾個月、翻遍網路資訊，越看越怕，最後不得已前來就醫。

我說這位妹妹啊！痔瘡本來就是肛門血管提早老化的表徵。簡單來說，十八歲的人本來該有十八歲的肛門；但因為生活習慣不佳或體質因素，十八歲的妳，才會提前有了一個三十八歲的肛門。

絕非意外！痔瘡常見九大發病原因

無論我們再怎麼努力保養，人體各部位還是會漸漸老化，只是，承受著身體壓力與排便衝擊的肛門，老化速度可能比全身其他部位更快！如果你也像這位少女一樣，對於自己得痔感到崩潰、不解，請先冷靜回顧過往的生活型態，一起做個小小的審視，看看自己是否有以下導致罹患痔瘡或痔瘡易發作的因素：

❶**飲食習慣不良**：平日吃較多精緻食物、不愛蔬果，缺乏纖維質和水分，造成便祕容易發生，像是排出硬便、造成肛門拉扯；如果又加上偏愛吃辣、喜喝酒，便會助長痔瘡血管的充血現象了。

❷**生活習性不佳**：比方熬夜睡眠不足、作息不規律，或是精神壓力大，引起腸蠕動不佳。但如果因工作性質有上夜班的需要，只要睡眠充足、作息規律，還是可以避免便祕或痔瘡。

❸**缺乏運動**：工作需久坐或久站，平時又沒有固定的運動習慣，會導致骨盆肌底肌肉鬆弛，下身循環不佳。

你也有嗎？最常見的痔瘡成因

這些因素，都可能引發痔瘡或易誘發痔瘡發作，了解成因加以改善，未必需要開刀手術哦！

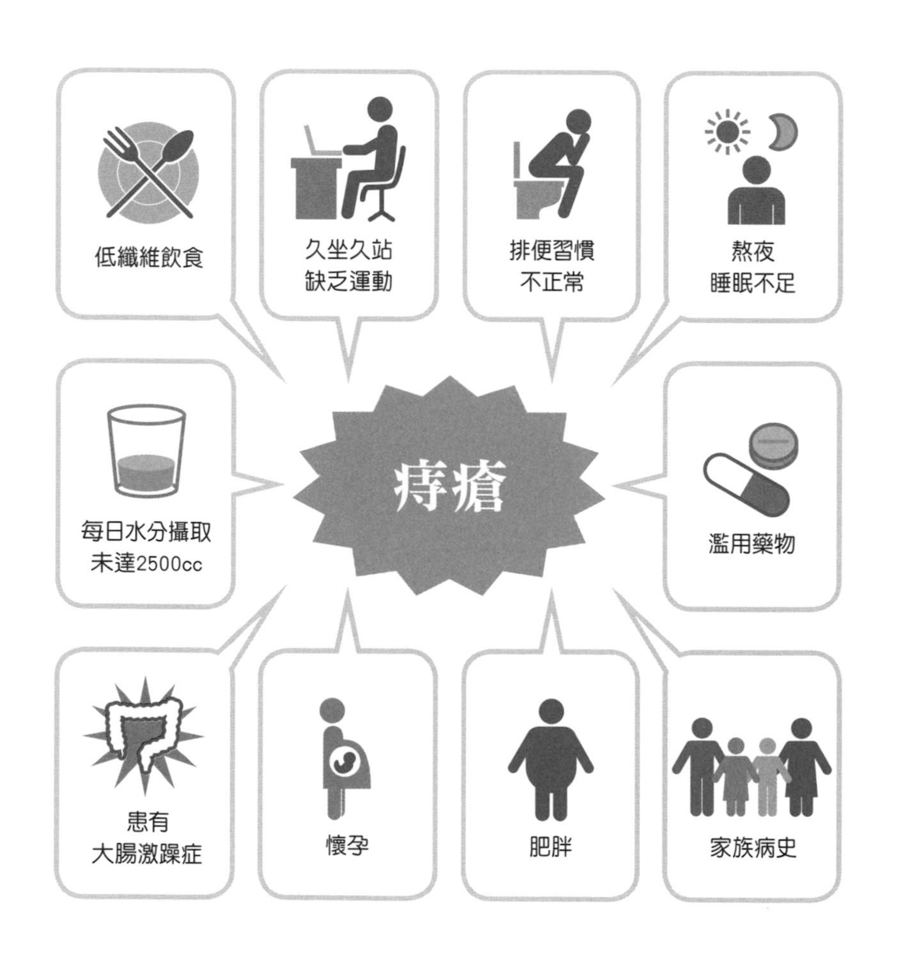

4 不正常的排便習慣：你有固定排便嗎？需要很出力解便或坐在馬桶上醞釀很久？舉凡時常忍便，或排便後繼續坐在馬桶上滑手機、看書，都會造成肛門壓力長期升高。提醒大家，蹲坐馬桶的時間一旦超過十分鐘，痔瘡發生機率便會提升百分之七十，如廁時間越短、越順，越好。

5 患有大腸激躁症：因生活壓力大，達到身體難以調適的地步，產生便祕、腹瀉交替現象，也會對肛門產生衝擊。

6 濫用藥物：若服用減肥藥或因便祕而經常自行使用瀉藥，造成頻繁腹瀉，也會引發痔瘡。

7 懷孕期帶來的考驗：不可避免地，在女性懷胎十個月當中，隨著腹壓與骨盆血流的增加，會助長痔瘡的發生。至於自然產或剖腹產對痔瘡有影響嗎？兩者差別在於：自然產在生產當下會形成最後的臨門一腳，讓痔瘡在產後立刻報到；而剖腹產的媽咪就算當下痔瘡沒有被推出，但只要懷孕的十個月醞釀得夠大，痔瘡也可能在產後半年內漸漸滑出肛門。也就是說，凡是懷孕就有得到孕期痔瘡的機會，但大部分都有機會在產後二至四個月漸漸復原。

❽**肥胖**：體重過重也會導致腹壓增大，助長痔瘡發生。痔瘡症狀的輕重與下身循環息息相關，當體重增重、腹部肥胖，便使下身循環受到壓迫，痔瘡內的血管回流受阻、進而膨脹、脫垂，帶來各種不適症狀。

❾**家族病史**：痔瘡不致於直接遺傳或傳染，但因飲食習慣相近，罹患率也會較高。舉例來說，若都不吃青菜、排便也不順，整個家族得痔，也就不奇怪了。

易患痔瘡的六大高危險族群

在此也分享一下，我在門診裡經常見到幾個特殊族群，罹患痔瘡的風險比一般人來得高一些：

❶**機長、船長，或長程車司機**：因工作性質須久坐不動，下身循環長時間受到壓迫、無法順利回流；加上不能隨時如廁，常忍便後加劇肛門、直腸內的壓力。

❷**辦公室上班族、櫃姐、老師**：同屬久坐、久站的工作類型。

❸**空服員、醫護人員**：因工作性質，無法隨心所欲如廁排便。

❹**過重或肥胖者及孕婦**：主因是前面提到的腹壓過大，以及骨盆腔循環受阻。

❺**服用藥物含有瀉劑成分的減肥者和腸躁症患者**：兩者相同的問題是排便狀況不穩定。

❻**長輩和多胎產婦**：主要是因為年齡老化造成影響。

其中，空服員是很特別的一個類型。門診中我曾遇過幾位空姐，不但痔瘡嚴重，也常受排便不順所苦。我曾好奇問過她們，在漫長的飛行過程中到底利用什麼時間如廁呢？

「大多是在乘客上廁所的空檔，或是假裝掃廁所時，但因為時間很短，實在難以讓人好好放鬆排便。」

如果常在想排便的時候忍便，就容易被直腸型便祕找上門。該排便的時刻，因工作或其他緣故而刻意忽略便意，久而久之，便中斷了排便信號的正常迴路；等到真正能放鬆排便時，往往一點便意也無、怎麼都擠不出來了。

「這個MgO（氧化鎂錠）啊！每次服用兩顆，一天可以吃到四次。隨時備著，無論是時差調腸胃，或者終於下機回旅館休息，想好好上個廁所時都可以用。」氧化鎂是門診時，我們常為空服員、或頻繁出差遊走在各時區的病人開立的軟便劑。這是很普遍且安定的軟便劑，即使是孕期或產後病人都能安心使用；有時我們同事出遊或出國開會，也會替彼此準備著，排便不順時還可以救個急，遠好於為了時差便祕而必須坐在馬桶上臉紅脖子粗地出力。每份工作都不容易，請容我在此向偉大的空服員致敬！另外，如果需要旅遊常備藥的建議，也請進診間來，不要客氣。

總結來說，預防勝於治療，如果可能的話，保持健康的飲食與生活習慣，對痔瘡的預防和控制有很大的幫助。那麼，如果以前習慣不好，得了痔瘡怎麼辦？就像我前面章節提到的觀念，若是經過飲食、生活的調整之後，便能控制你的痔瘡乖乖不發作，在不困擾生活的狀況下，也不一定非要手術或進一步治療。

旅行者腹瀉，可能讓痔瘡更嚴重！

除了長期便祕之外，腹瀉也會讓糞便對肛門形成反覆的衝擊，導致周邊血管充血、韌帶軟組織鬆弛，因而使痔瘡組織脫出肛門外。

這天，門診看到一半，護理師匆匆進來，問我能不能臨時加個急診掛號。我一邊答應，一邊心裡納悶，是什麼樣的痔瘡狀況，需要急到臨時衝來掛急診呢？

「病人剛下飛機，說如果醫師可以臨時讓她加掛號，她就趕快飛奔過來。」

後來，這位三十幾歲的女病患終於來到，但卻是一副連坐都坐不下來的痛苦模樣。直接上內診檯檢查後，看到了發作中的血栓痔瘡，腫脹箝制在肛門口。

「我本來就知道自己有痔瘡，偶爾很累或喝點酒時會腫大，但還算能和平共處。這次出國的時候吃壞肚子，嚴重腹瀉三、四天後，正想說肚子痛終於好多了，沒想到屁股卻突然越來越痛、越來越腫，只能買止痛成藥和藥膏撐著，回到台灣後第一件事就是來醫生這裡……」

腸胃感染引發的腹瀉，也是痔瘡大敵

硬便或排便不順，是廣為人知的痔瘡成因。其實，腹瀉時糞便對肛門的反覆衝擊，會引起周邊血管充血、韌帶軟組織鬆弛，使得痔瘡脫垂。而鬆弛的痔瘡軟組織，因為嚴重腹瀉，被推擠出肛門外卡住，造成包裹在其中的血管不斷充血、凝結成血塊，形成了讓這位女病人坐立難安的「血栓型痔瘡」。

另外，引起她旅行中因水土不服引發的嚴重腹瀉，可能是所謂的「旅行者腹瀉」（Traveler's diarrhea）。一般這樣腸胃道不適的症狀發生在旅程開始的第一週，從肚子絞痛、腹瀉、嘔吐、發燒到拉出黏液帶血的糞便等症狀都有。通常引起這類嚴重腸胃炎的是大腸桿菌（E. Coli）或腸內彎曲菌（campylobacter）兩種細菌，其次可能引起腸胃感染的禍首是病毒或寄生蟲，但機率比細菌少得多。可能有人要問，國內難道沒有大腸桿菌和彎曲菌嗎？明明隨便驗個糞便都能在腸道內找到一大堆，但是不同地區的菌種有些微差異性，對台灣的大腸桿菌免疫，不代表印度的大腸桿菌傷不了你。讓身體免疫系統認識不同地域的菌種是需要時間的，所以初來乍到的旅人，大約會有三成到七成的機會被在地菌種找碴。

治療痔瘡疼痛的不二法門

旅行者腹瀉常常令人掃興，但適當補充水分或藥物介入，四、五天後症狀便能緩解；不過，免疫力人人不同，也有人會

頻繁腹瀉也會造成痔瘡惡化

不是只有便祕才會導致痔瘡，腹瀉對肛門的刺激強度，不但會引發痔瘡，還會加重本身痔瘡的病情。

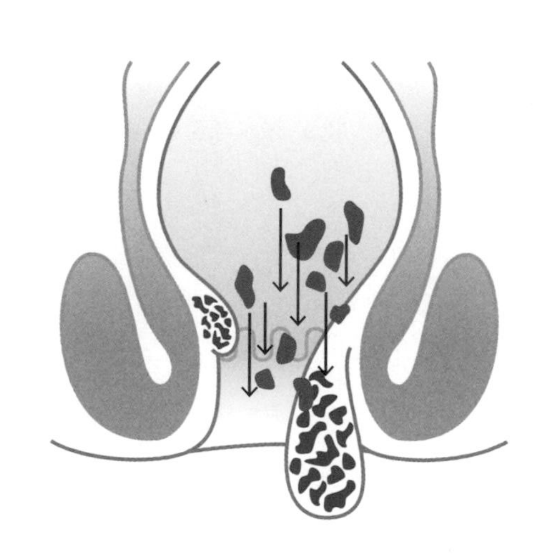

拖到一週。還記得年輕時曾遇上一些歐美背包客，提到要前往印度或東南亞壯遊長達兩、三個月，他們很豁達地笑著說，反正先預留一個禮拜水土不服，倒在青年旅館裡上吐下瀉、喝水吃清粥，就能得到百毒不侵的金身了！

話雖如此，要預防旅行者腹瀉還是有方法的，包括盡量不要吃路邊攤，如果真要吃也要選擇當下烹調好的熱熟食，而非冷盤或涼拌；不吃商家已經切好的水果，最好購買帶皮水果自己處理；喝瓶裝水，不選自來水、冰、乳製品；並隨身自備濕紙巾或酒精消毒雙手。

至於在治療上，當開始出現嚴重的上吐下瀉症狀時，一定要補充水分和電解質。所以旅行時應預先備好電解質沖泡粉，或購買瓶裝電解質飲料，並隨身攜帶以便做好初步的補充。飲食方面可以食用澱粉製品，補給身體復原所需的熱量，例如乾飯、稀粥、餅乾、馬鈴薯、白麵、白吐司等，透過少量多餐的攝取方式，能避免腸胃負擔。

當然，對付細菌的終極治療還是抗生素，旅行者腹瀉常用的抗生素是 ciprofloxacin 或 azithromycin。有效止住腹瀉之後，因腹瀉引起的痔瘡疼痛，又該怎麼辦呢？每天用比體溫高一些的溫水，進行坐浴三至四次；或者於洗澡或排便後至少坐浴兩次，每次浸泡肛門十五分鐘，用毛巾壓乾，以痔瘡藥膏或凡士林塗抹痔瘡腫脹發作處。如果坐浴幾回合後，腫脹稍微減緩或變軟，可以試著以蹲坐的姿勢，用藥膏潤滑過的手指推推看，看是否能將脫垂的痔瘡推回肛門內；若真的不易推入，或推回時感覺疼痛就不要再嘗試了。一般而言，坐浴、擦拭藥膏，和及早就醫，均是緩解痔瘡的根本辦法。

體重過重，當心痔瘡找上門！

過重或肥胖的人，由於長期腹壓較高、下半身循環受到壓迫，因此也比較容易罹患痔瘡，適時且健康的減重，有助減少痔瘡惡化或發作。

在前面章節有提到，因為腹壓高、下身的循環受到壓迫，所以過重或肥胖者比一般人更容易有痔瘡問題。而肛門位於腸道最尾端，和飲食、腸蠕動、營養吸收息息相關，因此在這一章節裡，希望能傳遞正確的減重概念和方法，幫助大家預防因肥胖造成的痔瘡或者避免痔瘡復發。

如何判別有沒有過重或肥胖問題？

有三種方式可判別自己是否過重：

❶身體質量指數BMI：所謂的「標準體重估算法」，便是以BMI來衡量。十九歲以上的成人可用體重（公斤）除以身高（公尺）的平方計算，得出BMI值。就目前國人的界定，範圍在二十至二十五為正常，二十五至二十八為稍重，超過二十八就是過重了。

如何計算BMI？

$$BMI = \frac{體重（公斤）}{身高^2（公尺）}$$

	正常	稍重	過重
BMI	20~25	25~28	>28

❷腰臀圍比值（WHR）：體重並無過重的人可用腰臀圍比值來檢測自己是否容易罹患慢性疾病。大多數男性的剩餘脂肪多堆積於腰部、上腹部及手臂，造成上半身較胖，又稱「蘋果型肥胖」；而大部分女性的脂肪多積存於大腿及臀部，使下半身較胖，所以稱為「水梨型肥胖」。WHR值的理想範圍應在零點七左右，若小於零點七為水梨型肥胖，若大於零點八五則屬蘋果型肥胖。

上半身肥胖者的腹腔內脂肪細胞中，有較多β接受器，脂肪

如何計算腰臀圍比值？

$$\text{WHR} = \frac{\text{腰圍（公分）}}{\text{臀圍（公分）}}$$

	水梨型肥胖	正常	蘋果型肥胖
WHR	＜**0.7**	**0.7**	＞**0.85**

較容易進入血液中，在細胞間運送和被運用，所以心血管疾病的發生率較高；而下半身肥胖者，其臀部和大腿部分脂肪細胞的 α 接受器較多，所以脂肪較穩定、不易釋出，並會抑制其在細胞間的運送和被運用，相對而言較不易患有糖尿病和血管粥狀硬化等疾病。

③**體脂肪判別法**：體脂肪高低，也是評估肥胖與否的指標，一般來說，男性體脂肪的平均值為百分之十五至十八，女性則為百分之二十至二十五。若體內體脂肪過高，男性超過百分之二十五、女性超過百分之三十，便可以界定為肥胖。

	正常	肥胖
男性體脂肪	15~18%	>25%
女性體脂肪	20~25%	>30%

三餐這樣吃，才能有效減重

不過，無論是哪一種肥胖，終究會帶來許多健康隱憂。將血脂與體重控制在理想範圍，能避免身體的負擔，而「均衡吃、規律動」仍是治本之道，以下飲食法則提供大家參考：

1 奶類食物

儘管近年來，學者對牛奶持有反面看法，它還是有著不可取代的營養地位。若要攝取足夠鈣質，每天每人應大約喝兩百四十毫升的牛奶一至兩杯，但總量要盡量控制在五百毫升以內，因為多餘乳糖會化為多餘的熱量。若希望降血脂或減重，脫脂牛奶是比較好的選擇，不要喝調味乳，因為調味乳的牛乳成分往往不到鮮乳的一半；營養成分減半，熱量卻是倍增的。乳酪也是很好的奶類與鈣質來源，不過，如果早餐吃了一片低脂方形乾酪，一整天攝取的牛奶量便不宜超過三百毫升，免得多喝又形成身體負擔。

2 蛋白質

又分為動物和植物，其中以植物較佳。在動物性蛋白質方面，雞蛋蛋黃的膽固醇高，如果是全蛋，一週以攝取三個為限，若是蛋白就沒有這種限制，可以每天吃；肉類食材則以三根手指頭合併為「一份」的單位，而白肉又比紅肉好。植物性的豆類，例如豆腐，半盒為「一份」；以低熱量而言，豆腐是蛋白質類食物中的模範生。關於每天食用的份量，蛋白質一天最佳為四至五份，比較好的方式是肉少豆類多；針對減重者，每天兩份肉類（或一份肉類加半顆蛋）及二至三份豆製品為佳。

3 油類

在此要提醒大家，很多奶茶飲料添加的是奶精，是椰子油提煉的飽和脂肪酸油，並非真正的牛奶。奶精容易堆積在體內並附著於血管壁，屬於對健康沒有幫助的油脂。如果要喝奶茶，記得選擇「鮮奶加茶」的鮮奶茶。

4 水果

一個拳頭大小的水果量為「一份」，每天攝取不要超過兩份，多餘的果糖仍會帶來多餘熱量。即使是新鮮水果製作的果汁，也是瘦身殺手！一百毫升的熱量等同於一份水果，要是攝取五百毫升便會多出三百毫升的果糖熱量，也難怪果汁越喝越瘦不下來。

5 澱粉類

「一份」等於一平碗乾飯，或是兩至三片吐司，亦或是兩碗麵類或冬粉或稀飯。不過，米麵主食提供的熱量較容易被人體轉換利用，迅速成為活力來源，所以是不建議隨意去除的食物類型。但選擇上，請盡量以糙米、全麥代替白米白麵，多補充纖維質；另外，四分之一碗乾飯相當於十五公克的含醣量，想要嚴格控制飲食，別忘了還是需要換算一下醣類的熱量。

針對有貧血問題、需要補充鐵劑的朋友，因為長期服用鐵劑時，難免有引起便祕的困擾，不妨考慮多從食物中攝取鐵質。平日鐵質的來源，除了紅肉外，也可從相對纖維質含量較高的葡萄、芭樂、深色蔬菜、堅果中，少量多次攝取。均衡飲食之外，記得每日補充總量兩千至兩千五百毫升的水分，可從湯品、飲料、豆腐等食物中獲得。千萬記得補足蔬果量，尤其是熱量低、纖維質含量豐富的蔬菜，有助促進腸道蠕動。

此外，減重是階梯式的考驗，減下幾公斤後可能遇到平原期瓶頸，這時仍要遵守原來的飲食控制方式，再增加運動強度或改變運動型態，提升肌肉總量、幫助消耗多餘能量，只要撐過平原期就能邁向下一個進步。體重減輕，不但能降低罹患痔瘡的機率，對於預防高血壓、高血脂、高血糖等慢性疾病也很有幫助。找尋能讓自己每天執行的運動方式、持之以恆，不一定要很強力或劇烈的運動，唯有每天穩定恆常地執行、長期維持，最有效果。

搞懂痔瘡分級，才能對症治療

不是所有痔瘡都需要開刀！透過臨床上的分類與分級標準，醫師能夠判斷痔瘡發展的程度以及適用的治療。

「醫師，我的痔瘡是不是很嚴重？是第幾期呢？末期了嗎？」且慢！莫急！雖然痔瘡脫垂的情況有「分級」，但這和癌症「期數」完全不一樣。所以，對於病人關切詢問「痔瘡是否很嚴重」，我從來不會嚇病人說「超嚴重」或「重度」，病患也很難從我口中套出「嚴重到非要做手術不可」。嘿！先別緊張，怎樣也只不過是個痔瘡啊！

痔瘡就跟臉皮一樣，會隨著歲月漸漸下垂鬆弛。注重飲食、運動、局部保養的人，老化速度比較慢、看起來比較年輕，但終究敵不過時間和地心引力。我們不會看著一個自然老化的人說「你的臉皮老化得很嚴重，一定要拉皮」，自然也不該對一個沒有任何症狀的病人說出「你肛門的痔瘡組織老化得很嚴重，一定要做痔瘡手術」這樣的話來。

從痔瘡分類決定手術時機

痔瘡的分級與分類，是為了在臨床治療上有所準則和依歸，因此習慣依「形成位置（location）」和「脫垂程度（degree）」來做界定。

依「形成位置」主要又分為「直接（Primary）」「間接（Secondary）」「環形（Circumferential）」三種。「直接型痔瘡」的發源位置在肛門內血管壓力較大、最容易讓正常肛門軟墊膨生成脫垂痔瘡的部位，當病患以婦產科仰躺姿勢躺下時，在醫師面前位於肛門內的三點、七點、十一點鐘方向，是典型的痔瘡發生點，門診時會就這幾個方向優先觀察。「間接型痔瘡」則出現在一叢叢直接型痔瘡之間，有時是直接型痔瘡經年累月、向外延展擴大而造成。「環形痔瘡」

為整圈膨脹脫出、已無法辨認最初血管的發源走向，所以撇開「嚴重」兩個字不說，環形痔瘡通常是陳年痔瘡中的王者，處理上也最耗費時間與心神。

「脫垂程度」則是根據肛門內神經分布的分水嶺——齒狀線，將痔瘡分為內痔和外痔，治療上也因神經分布的不同，各有方法。在齒狀線下的外痔，分布著體神經，痔瘡多以疼痛、異物感、膨脹感為表現，因富含神經，也常和肛門周邊的細緻皮膚相連，處理上易有疼痛和皮膚壞死的問題，不能隨意燒灼綑綁，適合運用傳統手術與微創手術將痔瘡小心翼翼移除。齒狀線以上的「內痔」，因神經分布少，表面經常是癒合快速的內黏膜，所以治療可選擇橡皮環結紮法、雷射或紅外線治療法、硬化劑注射法，以及環狀切除手術（ＰＰＨ）處理。而前來門診的病人，內外混合痔是最常見的，由於這是從肛門內外膨出、經久融合成頑固團塊的痔瘡組織，必須由內而外一併治療，這時適用的是傳統痔瘡手術或微創痔瘡手術。

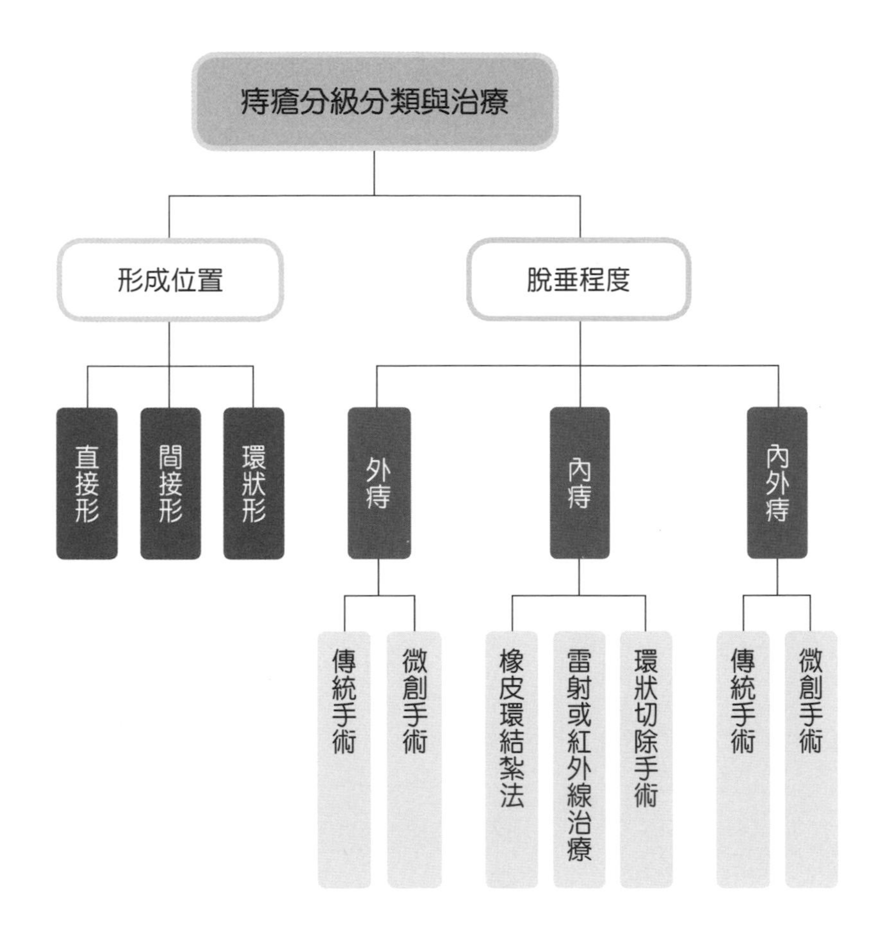
痔瘡分級分類與治療
形成位置
脫垂程度
直接形
間接形
環狀形
外痔
內痔
內外痔
傳統手術
微創手術
橡皮環結紮法
雷射或紅外線治療
環狀切除手術
傳統手術
微創手術

需要治療嗎？痔瘡分級告訴你

以大家最常聽到的痔瘡「分級」而言，目前臨床最常用的是Goligher's痔瘡分級法。由於外痔本來就膨脹於肛門齒狀線之外，沒有級數上的爭議；內痔則會依脫垂程度分為「一至四級」或稱「一至四度」。

內痔分級與表現症狀

第零級：這是初生嬰兒才有的完美肛門，呈現血管緊緻、黏膜緊貼肛管壁的樣貌。

第一級：只要是成人，使用肛門十五至十八年以上，便一定會有輕微痔瘡。它沒有任何症狀，完全閉合於肛管內，只有在進行肛門指診或大腸鏡檢查時，醫師才會在報告上註記並告知病人，請把它當作正常生理現象。

第二級：痔瘡組織會在排便時脫出肛門外，解便後自動縮回肛門內。

第三級：痔瘡組織於排便時掉出肛門外，並且卡住，必須用手推才能塞回肛門內。

第四級：痔瘡組織卡在肛門口，無法塞回去，造成持續異物感與不適。

再次強調，這個分級概念完全不像「癌症分級」，也不是級數越高就越嚴重、不治療不行。而是將脫垂的程度具體分類，且明確標示「三級以上有症狀的痔瘡，以手術治療效果最好」。

一級、二級痔瘡多半不需考慮手術治療，而先試著用飲食、藥膏等保守治療方法，包括：

❶**調整飲食生活**：避免酒、辣等刺激食物，配合多喝水、多吃蔬菜水果，避免便祕就能緩解痔瘡症狀。

❷**藥物治療**：些微腫脹不適時，可口服止痛藥緩解症狀；同時口服軟便劑，防止便祕造成痔瘡惡化。口服痔瘡治療藥物，能增進局部血管循環，舒緩腫脹感。

❸**藥膏或塞劑**：將具有收斂血管成分的外用藥膏塗擦患部，或用內管注入肛門

痔瘡四大分級

內痔會依照腫大及脫垂程度，分為「一至四級」，再考量是否採用保守治療或外科治療方式處理。

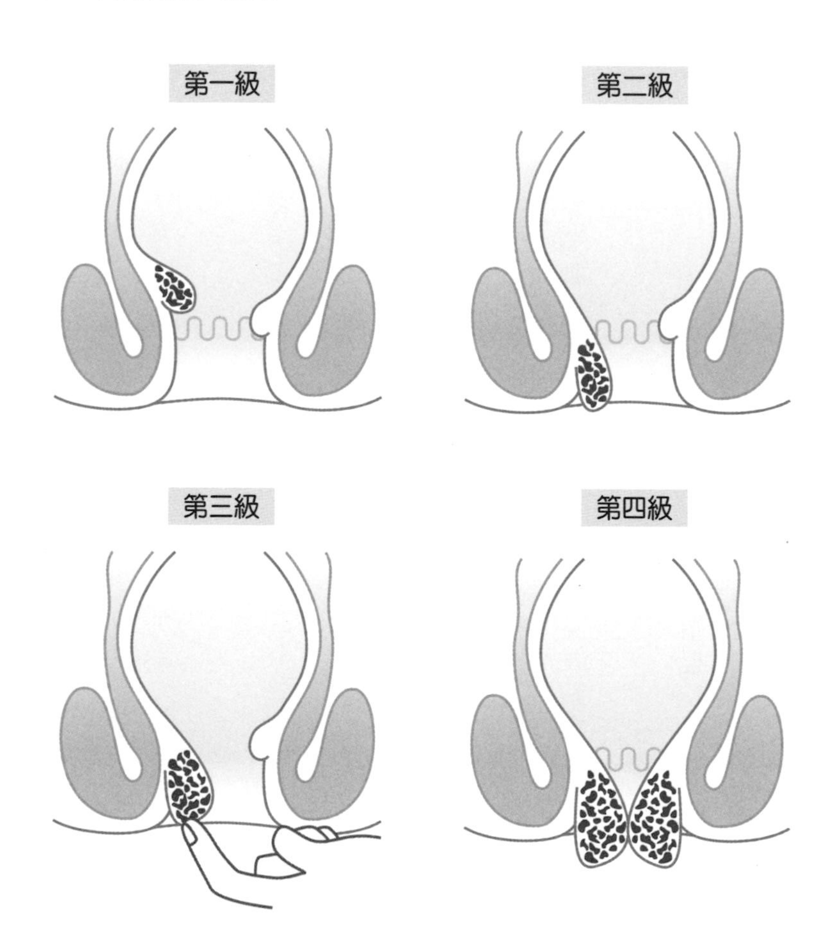

內，降低組織充血時的不適，並為脆弱的肛門內皮提供保護。塞劑可以視為固體狀的藥膏，在適度潤滑後置入肛門內，便能溶解，對於發作中的內痔有緩解效果。

至於第二級和第三級初期痔瘡，經常引起出血、脫垂、搔癢、疼痛等不舒服症狀，若保守治療效果不佳、症狀反覆惱人，可藉由多次橡皮環結紮、多次雷射紅外線燒灼減輕症狀；陳年的第三、四級痔瘡，透過傳統痔瘡手術或微創痔瘡手術，治癒效果不錯且相當持久。但若併發皮膚壞死或血栓，可能引起急性疼痛，有時需要即刻引流血塊，或手術處理。

哪種手術好？適合自己的最好

一般而言，以橡皮環、雷射紅外線、硬化劑等非手術療法，雖然恢復快速、在門診即可完成，且一般恢復期產生不適的困擾較少，但五年內的復發率為百分之三十至五十；以手術方式處理外痔或內外混合痔，需要較長恢復期，也需要術前準備和正式進入開刀房麻醉，但八至十年以上的復發率低於百分之二至五。

值得注意的是，任何療法都必須配合飲食調整，多攝取纖維及水分，避免久站久坐並多運動，才能延長治療效果。

治療方法沒有絕對好或壞，也不是網路爬文之後，自己點餐自己選。特別是一般來就診的病人常有內外混合痔的問題，還是得好好跟專科醫師討論最適合自己症狀的治療方法，充分了解彼此後再做選擇，才能達到最好的效果。

不治療也沒關係！積極監控是關鍵

痔瘡是肛門部血管老化的現象，不處理並不會變成其他更恐怖的疾病，但一定會漸漸變大、脫垂，帶來更明顯的症狀。

「這個痔瘡，不治療會怎樣，會不會變嚴重啊？」

當病人提出這個問題，便知道他心裡對於治療懷著畏懼和疑慮，所以在此我也先給有著相同疑問的人一個肯定的答案，讓大家心安。

痔瘡不治療，並不會怎麼樣。

痔瘡是良性疾病，嚴格定義起來，是肛門部血管老化的問題。不處理它，不會變成其他更恐怖的疾病，也不會轉變為癌症，但一定會漸漸變大、脫垂，帶來更明顯的症狀。如果有正確的飲食和排便觀念，配合適度運動，維持血管和皮膚、軟組織彈性，老化進程就會變慢。舉例來說，有個二十多歲的病人因排便不順，形成肛門血管提早老化的痔瘡問題，未老先衰地擁有四十歲的肛門；如果他從年輕時就養成比較健康的生活習慣，肛門可能會維持在符合他年齡的健康狀態，比起其他沒保養、未留意肛門保健的同齡者來得年輕。

手術緩解不適，但無法完全消除痔瘡

同樣的道理也適用在手術後的病人身上。術後病患最常問到，開完刀後痔瘡還會復發嗎？答案可以是「會」，也可以是「不會」。

那麼，為何有的醫師說，開了痔瘡手術後，一定會再長呢？

我常笑著向病人比喻，一位中年病人因為臉皮鬆弛不美觀而接受拉皮手術，就能瞬間恢復年少時的容顏嗎？當然不是，拉皮只是讓臉皮緊緻的回春手法，但老了就是老了，手術能讓你減齡，但無法讓你一秒回春變北鼻。

痔瘡手術是終極的肛門回春療法，移除老化的血管、復位鬆弛的軟組織，還原符合你年紀的肛門狀態。然而，無論再怎樣健康的成年人，都會有不帶症狀的第一級痔瘡。所以，開刀的目的並不是要做到「完全沒有痔瘡」。

但為什麼醫師又能肯定地說「要復發沒那麼容易」呢？因為，無論是國際文獻記載，或我們實際臨床發現，病人在術後五至八年內，因為其他肛門問題接受手術或檢查曾經動過痔瘡手術的那一側，和沒有手術的地方相比，黏膜、血管、軟組織都還維持著緊緻平整的狀態。如此的基礎下，要再折騰出一個新的、三級以上脫垂的痔瘡，沒那麼簡單。

對於痔瘡復發，不須懼怕它。但冰凍三尺非一日之寒，也請大家不要輕忽對它的觀察和保養。

自我評估是否應盡快就醫

不過，針對幾種痔瘡症狀，我們會積極建議病人接受手術處理，包括痔瘡長期出血、痔瘡疼痛、脫垂、外翻。

要注意的是，排便出血不一定是痔瘡引起的。舉個簡單的例子，我們倆痔瘡一樣大，但你的痔瘡可能因為和較乾硬的糞便摩擦而出血；我的排便習慣良好，大便總是濕潤柔軟，因此痔瘡不會因為磨擦而膨脹。所以注意飲食、保持排便順暢，是一切的基礎。

要是連軟便也有出血症狀，甚至走久了、蹲坐起身、一變換姿勢便出血，這代表內痔已經脹大到一個程度；當排便出血超過三個月，可能引起慢性貧血。曾經在門診時見過病人因為痔瘡慢性出血，血紅素數值由一般人的十四直落至七，甚至引發了頭暈、喘、胸痛等心衰竭症狀，這才急急忙忙尋求治療。放任出血到血紅素已經過低時，絕對不適合立即手術，得先輸血、補鐵、再重新抽血評估，做足繁雜的步驟、也得承擔輸血反應的風險。明明痔瘡是個良性疾病，因為諱疾忌醫變成嚴重貧血，真是太不值得了。因此，如果個人排便習慣良好，卻總是在排便後出血，可別放著不管超過三個月，宜盡快就醫。

此外，當疼痛、脫垂、外翻等痔瘡症狀，已嚴重影響生活品質時，也是可考慮手術的時機。雖然這些症狀不像出血有拖累健康、需要即時處理的急迫性，但曾有上述現象而坐立難安的病人都知道，痔瘡一旦發作，是多麼惱人、令人心煩。所以只要能對症處理纏綿反覆的問題，且能有效、持久地讓病人免於不適的手術，就值得進行，這也是建議三、四級痔瘡或合併症狀明顯的患者勇於接受手術的原因。

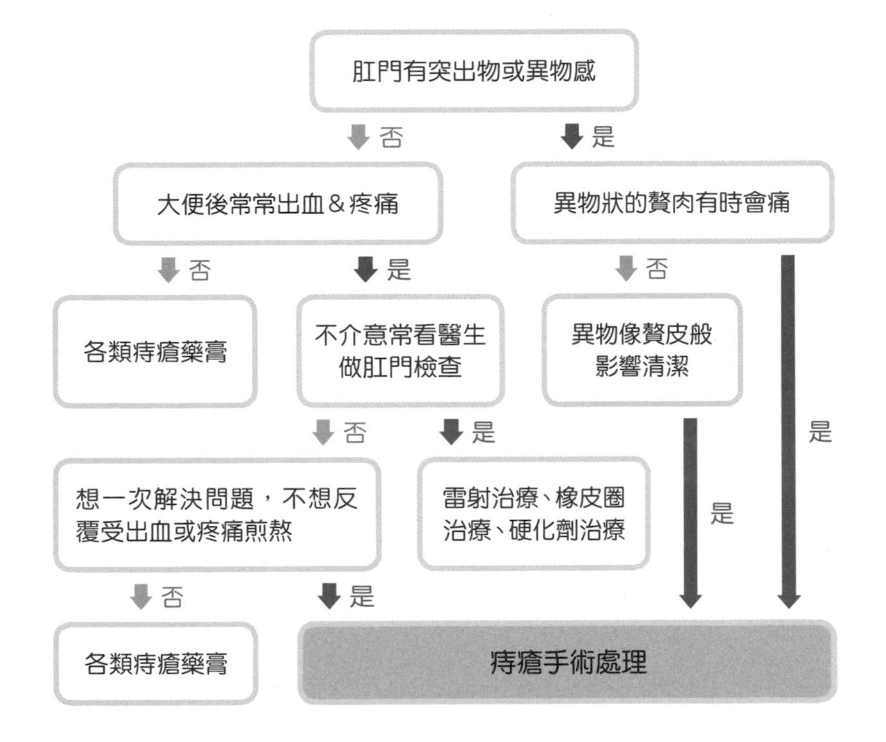

排便超痛又流血，不是痔瘡是肛裂！

即使肛門受傷，和身體其他部位相比仍可較快恢復，
因此大部分急性肛裂只要經醫師正確診治，最短兩天、最多兩個月便可復原。

一位年輕男子走進診間，從穿著到舉手投足的氣息都像極了大學生，看了一眼病歷，啊！果真才十八歲。

「醫生！我大便出血、屁股好痛！會不會死掉啊？」還沒坐穩，他就緊張地對我說。

這位弟弟你浮誇了，我了解你看著馬桶裡整缸血的驚恐，但請先靜下來回想，出力排便的那一瞬間，你大出了什麼？一小段羊屎般的硬便？還是一陣擋不住衝力的腹瀉？其實，這可能只是很常見的肛管疾病——肛裂，也就是肛門有撕

裂傷口。

通常，最常見的肛裂病人都是這樣敘述的：「大概一個多禮拜前大便時，坐馬桶一用力，就感覺一陣傷口撕裂痛，接著馬桶裡出現了一大灘血。」或是「我最近比較常拉肚子，前兩天腹瀉之後，突然覺得肛門又痛又癢，有時候還會痛上兩、三個小時」。

如何判別自己是不是肛裂？

1. 排便時突然而來的肛門撕裂痛與刺痛，有時會痛上幾小時，甚至幾天；癒合較慢、或者癒合期排便再度裂傷的病人，可能會痛上一、兩個月。
2. 跟隨在硬便或腹瀉後的肛門部灼熱感，有時伴隨著搔癢感。
3. 排便時伴隨著傷口摩擦或拉扯的疼痛，之後發現鮮血或血塊流進馬桶裡、纏繞在糞便表面，或是在擦拭時，發現衛生紙沾染了血漬。

而最常引起肛裂問題的原因，則有：

❶**先天肛門壓力就比較高**：尤其常發生在年輕男性患者身上。雖然肛門壓力高或低，不影響整體健康，但若加上排便不穩定、不順暢，發生肛裂問題的機會就比較高。

❷**便祕**：常便祕的患者用力擠出硬便，造成肛門撕裂傷；或者雖沒有排便困難，但因糞便內缺乏纖維質，質地粗硬結實，而將肛門內皮反覆刮傷。

❸**嚴重腹瀉時**：衝力過大的稀水便拉扯肛門、造成深淺裂傷。

❹**生產時**：下骨盆腔劇烈撐大，連帶造成肛裂受傷。

❺**自行灌腸**：不當自行灌腸，或以異物刺激肛門。

❻**肛交**。

接受糞便的衝擊和摩擦，是肛門天生的使命，即使常受傷，也比身體其他部位恢復得快。所以並不會出現像前述大學生擔心有致命危險的狀況，大部分急性肛裂在醫師診治後，配合飲食調整、規則坐浴、口服軟便藥物和外用藥膏多管齊下的治療之下，於兩天、兩週或兩個月內即可自行復原。

無需手術，這樣治療幫助肛裂癒合

一旦肛裂出血後，可能有幾週的時間，就算排便是正常、濕潤柔軟的，經過傷處時還是會引起不適。因此在復原期間，會叮嚀病人特別注意排便狀態。開立軟便劑使糞便比平時更加稀軟，減少對肛裂傷處的二次傷害；同時建議增加纖維質的攝取，以幫助腸胃穩定、降低對傷口造成衝擊的機率。

為了保護傷口，會使用注入型的痔瘡藥膏或痔瘡塞劑。這是因為肛裂的傷處多半在肛門內，塗抹外用藥膏很難擦到患處；而附有注入型塑膠管的痔瘡藥膏，或者將藥膏做成固態子彈形狀的痔瘡塞劑，才能有效置入患處、覆蓋肛裂表面，形成一層薄薄的保護膜，減少再次排便時糞便對肛裂處的衝撞。

此外，肛裂後因肛門內有傷口，會刺激周邊肛門括約肌緊縮，原本緋緊肌肉的動作是為了自我保護、減少糞便經過時直接衝擊的力道；但此時緊緋的括約肌也經常讓肛裂患者產生排便上的困難。採用溫水坐浴能舒緩括約肌、促進局部循環，幫助肛裂修復。一般坐浴的標準方法是：每天排便後和洗澡後，準備一盆比體溫高一點的熱水，坐入浸泡肛門十五分鐘；或將下半身泡入浴缸十五分鐘，每天二至三次，幾天後就能見到效果。

倘若肛裂疼痛或出血症狀持續兩個月以上，便符合臨床定義的「慢性肛裂」。長期不癒合的慢性肛裂，通常代表肛門周邊有著比單純糞便擦傷更複雜的受傷原因。有時是反覆肛裂形成複雜的瘢痕組織、阻礙復原；有時是肛門內部有容易膨脹脫垂的痔瘡、造成黏膜表面張力不均，肛門內於是產生容易持續撕扯裂傷的弱點；有時是肛裂碰上患者免疫力較差，因而細菌入侵、形成慢性瘻管。凡以上原因皆需適時介入手術，同時治療合併出現的疤痕、痔瘡和瘻管。

另外，反覆不癒的慢性肛裂出血，還必須考慮幾項嚴重的疾病，例如腸道反覆發炎的克隆氏症（Crohn's disease）和大腸激躁症。除了單純的肛門疼痛及出血之外，這些疾病還可能伴隨腹痛、發燒、體重減輕和複雜性肛門瘻管等問題。所以，還是得及早找專業醫師診治，才不致延誤健康。

肛裂與痔瘡

排便時屁屁好痛！症狀和痔瘡相似的肛裂，其實是完全不同的病症。

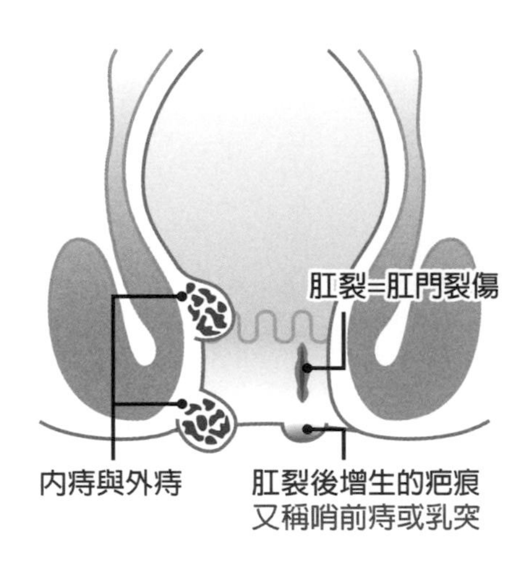

溫水坐浴法

可幫助肛裂修復。

方法一　每天排便後和洗澡後，準備一盆比體溫高一點的熱水，坐入浸泡肛門15分鐘。

方法二　將下半身泡入浴缸中15分鐘，每天2~3次。

屁股痛別輕忽，小心肛門瘻管作怪！

一旦自覺可能發生肛門瘻管與膿瘍等問題，必須盡快就醫，避免細菌感染範圍擴大，通常及早治療便可獲得很好的成效。

「醫師，最近我肛門都會痛，而且是又硬又痛，還痛到不太能睡覺耶！是不是痔瘡發作啊？」

「肛門痛……那肛門口有凸凸的異物嗎？是痛在凸出物上，還是痛在肛門肉邊邊呢？」

「是肛門邊。」

那不是痔瘡痛，而是典型的肛門膿瘍或瘻管造成的疼痛。

肛門瘻管、肛門膿瘍，和痔瘡是完全不同的東西。但因為都會引起肛門附近疼痛，難免造成患者的混淆。要解釋肛門膿瘍，就得從肛門周邊腺體的位置分布開始說起。

源自細菌感染，須及早就醫

大家都知道臭鼬很臭，牠的臭味來自於受驚嚇或攻擊時，肛門腺體會以噴射的方式分泌惡臭液體嚇阻敵人；貓和狗的肛門腺體，也會從肛門周邊分泌出自己的氣味，好幫助牠們標示地盤。而人類也有肛門腺體，只是在演化過程裡失去了實際功能。我們的肛門腺體位於肛門口旁一點五公分處，朝內開口於肛門內的齒狀線附近，這七、八個肛門腺雖然沒有功能，卻會因為肛門附近或是糞便內的細菌侵入，再加上腺體內開口堵塞，造成細菌感染、增生，產生肛門旁化膿腫脹的現象。

可是，肛門附近隨時都有細菌來來去去，為什麼偏偏有人會遭受感染呢？會產生這樣的感染症狀，跟個人免疫力狀態不佳有關。所以，太疲累、忙碌、作息紊亂的時候，或是心情格外低落的時期，都比較容易遇上這一類感染。肛門周邊組織很鬆軟，引起肛門旁感染的細菌又常來自於糞便或腸道，腫脹的膿瘍在逐漸擴大的過程中，容易往四面八方蔓延，鑽出反覆發炎的瘻管。有時藉由自身免疫力或抗生素的協助，肛門膿瘍會漸漸成熟，當裡頭的壓力脹大到一定程度時，會在皮膚表面破開，就像個深層大痘痘一樣；當破裂流出膿水之後，病人的症狀會稍微得到舒緩，但如果膿瘍內的細菌餘黨還在，表皮癒合得比深層組織快，或有些膿水往裡鑽的通道沒被找出來，膿瘍腫脹的狀況便會再發生，形成慢性的肛門瘻管。

總之，肛門膿瘍與瘻管是來勢洶洶的感染狀態，要是再加上病人有糖尿病、慢性病或免疫低下問題，一旦發生，便可能造成感染範圍急速擴大。所以要特別注意，一有膿瘍狀況，必定要盡快就醫。

肛門瘻管與肛門膿瘍

當人體有太過疲累、作息紊亂、情緒低落等免疫力不佳狀況時，便容易招致細菌感染、增生，產生肛門旁化膿腫脹，進而竄出使人反覆發炎的瘻管現象。

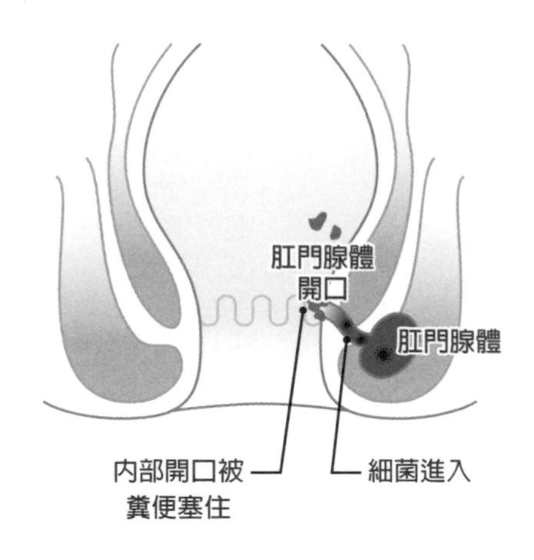

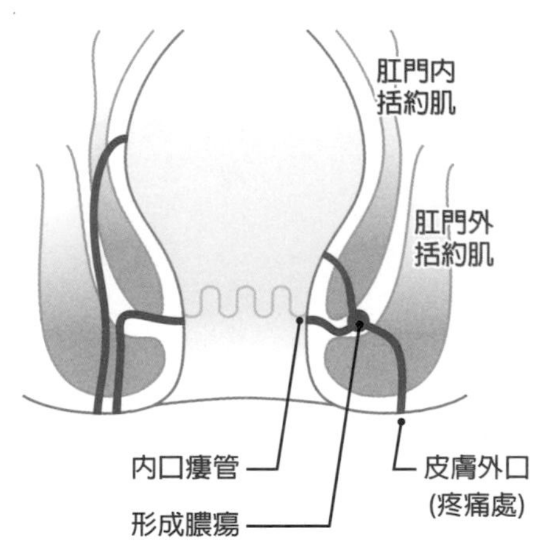

若反覆發作，唯有外科手術有助根治

當膿瘍第一次發作、臨床觸碰是比較淺層，且還沒成熟時，會給予病人抗生素，協助控制感染範圍。有時病人在服藥期間恢復免疫力，可能自行痊癒；但有時病程停滯，這時只用抗生素就不夠了。一旦診斷為反覆肛門膿瘍或瘻管，通常都需要手術介入才能徹底根治，而手術目的是將反覆積膿的腺體區塊劃開，先引流膿水、控制感染。當膿瘍整包有如熟成的痘痘時，外科醫師可能會在診間直接用針頭或手術尖刀片將膿瘍劃開，此時不見得需要施打局部麻藥。這道理就像是臉上痘痘成熟時，不必先打麻藥再擠一樣，只是肛門膿瘍這包巨大痘痘範圍較深較廣，沒辦法自己直接擠出，需要醫師的幫忙。

膿水引流後，膿瘍有一半機會能就此痊癒，另外一半機率將會因為積膿過程中內部有瘻管生成而再發。這時候就得考慮，在麻醉狀態下讓醫師把四面八方亂鑽的通道找出來清創乾淨，並於恢復期小心照顧傷口，防止表層皮膚在深層組織痊癒前先長起來，恢復同時，為了給予清創後組織良好的環境，使它從底層健康復原，我們會建議病人服用維他命C與B群、格外注意自己的作息與免疫力、避免疲勞，才能讓傷處穩定長好。

「我看網路上很多人都說手術治療瘻管要劃斷肛門括約肌耶！好像很恐怖，所以才一直逃避嘛！」不少病人事先查了過多資料被嚇著，反而拖延好久才就醫。其實，劃斷括約肌的目的，是為了引流鑽入括約肌之間的瘻管。只要是對解剖位置熟悉的醫師，在劃開瘻管的當下會同時考慮組織癒合的方向，所以基本上都能完好癒合，不用過於擔心。

瘻管是很難纏的疾病，往內鑽的小通道會讓醫師在術中尋找時感到很頭痛，偶爾也會碰見病人的瘻管過於四散、彎曲，需要再次手術把餘黨揪出來的狀態。無論如何，但凡罹患瘻管的患者，除了注意提升自己的免疫力，抱持醫病雙方彼此耐心配合的心理準備，是絕對必要的。

Dr.鍾的人生相談室②

王伯伯要去西伯利亞旅行

「喂？鍾醫生嗎？」開診前，櫃台接了通電話進診間，王伯伯的聲音急切響起，也將我的思緒拉回半年前。

「我爸以前很愛出國玩，但這幾年都不出門了。」王伯伯的兒子說，幾年前出國，王伯伯痔瘡突然發作，從此反覆折騰他的生活，但他害怕開刀。

我說，也不是非動刀不可啊！這麼擔憂，不如我們先備好藥，然後安個心，近期先試排個短程旅行如何？在我看來，為了痔瘡放棄旅行，也太可惜。

「醫師妳也旅行嗎？西伯利亞妳有沒有去過？」

王伯伯講起了他神往已久的美景，但又擔心自己年紀大、很難負擔長程旅行。我聽了，決定跟他分享一位朋友的故事。

認識小辛那一年，她因為心肺衰竭插管進了加護病房，又因為膿胸感染而開刀清創，我那時的工作就是跟著學長早晚替她換藥。和小辛久而久之便聊起院外的生活，她說她夢想著四處旅行，當時我看著這位皮包骨、還帶著氣切的少女，心想，不知道她多久才能康復到走出病房門口。然而多年後，我竟在臉書上收到她寄來環遊世界的照片，超替她開心的！

「結果人家病成那樣，現在四處走闖，您一個痔瘡足不出戶，真是太冤枉了！」我笑著拍拍老人家的手背，接著起身，送他們父子出診間。

幾個月後，王伯伯自己打了電話來，向我預約手術；恢復很順利，這醫病緣分也就圓滿了。

「喂？鍾醫生嗎？聽到妳的聲音真是太好了！」術後半年，王伯伯的聲音在電話那端響起，「是這樣的，妳上次說的軟便劑處方，我出國能吃嗎？」

「氧化鎂兩顆嗎？記得配著喝大量的水服用啊！」

「好！那我帶對了，總覺得要跟你說說話才安心，」王伯伯深吸了口氣，像個孩子一樣笑開了說：「我明天啊！要啟程了，這次去一個月。」

「那麼久啊！您要去哪呢？」顧不了門外病人正等待，我好奇地多聊幾句。

「我啊！要去西伯利亞！」

第3章

向專業醫師求助！自己的痔瘡，也能自己救

自行照護前先找醫師診斷，避免大腸病變的隱憂。維持運動習慣，遠離便祕，以排出健康的大便為目標！才能真正遠離痔瘡帶來的惱人症狀！

自行照護前請找醫師診斷

除了用來檢查痔瘡之外，肛門指診也能初步感覺到直腸壁上可能的病灶。若擔心自己有瘜肉和大腸病變，別忘了大腸鏡及糞便潛血檢查。

我有個大我一屆的學長。

因為覺得自己過重，開始認真減肥，試了各種飲食方法配合運動後，他的體重開始顯著下降，半年內就瘦了十公斤。因為不斷調整飲食，並沒有特別留意到自己排便習慣改變的狀態，直到有一天排便出血，覺得不太對勁，就醫時才發現已是大腸癌末期。

患病那年，他才二十八歲，手術雖然成功，但病情進展太快，在加護病房堅持一陣子後，還是走了。

癌症的發生，多半是綜合了基因和環境刺激兩項原因。這幾年，大腸癌在台灣地區的發生率節節上升，跟近年來國人高脂肪、高熱量、少纖維質的精緻飲食方式密切相關。特別是缺乏纖維的飲食方式讓糞便停留在腸道的時間拉長，糞便中的致癌物質和腸道接觸的機會因此增多，自然而然便提高癌變機率。

腸癌早發現，五大危險因子要注意

像學長這樣在二十八歲罹患大腸癌的算是少數，一般約九成的大腸癌發生於五十歲以上民眾，這也是為什麼我們一直呼籲大家，五十歲之後就算沒有任何大腸癌風險，都應積極接受國民健康署兩年一次的糞便潛血檢查或大腸鏡檢查。如果有以下風險因子，更應當密集觀察自己的症狀、接受醫師定期檢查。

❶ **患有特殊大腸疾病：**遺傳性非瘜肉性大腸直腸癌（hereditary nonpolyposis colorectal cancer, HNPCC）、家族性大腸瘜肉症（familial adenomatous polyposis, FAP）、慢性發炎性大腸疾病（inflammatory bowel disease）。

❷ **有大腸癌家族史或高度增生腺瘤史**：若直系血親被確診罹有大腸癌或容易癌變的大腸腺瘤，得特別當心。四十歲以上，有大腸癌或大腸高風險瘜肉家族史，請接受第一次大腸鏡檢。

❸ **曾被確診過大腸腺瘤型瘜肉**：請密切接受大腸鏡追蹤。大腸瘜肉的存在是大腸癌前病變的警訊，數據統計，糞便潛血反應呈陽性的患者，患有大腸瘜肉的機率高達百分之四十，若是無害的增生性瘜肉，考慮切除或密切追蹤即可；若是有可能癌變的腺瘤，一般平均要五至十年才會長成，而從腺瘤轉變為大腸癌，通常約需三年時間。換言之，只要在這中間的八年內做大腸鏡檢查，及時發現、切除，就能有效降低百分之七十六至九十的大腸癌發生率。

❹ **高熱量、低纖維飲食習慣**：抽菸喝酒、燒烤炸辣、紅肉、缺乏運動、肥胖都是危險因子，請積極接受篩檢。

❺ **年齡漸長**：五十歲之後，腸癌風險便隨之上升，請定期接受糞便潛血檢查。

大腸癌的發生通常是無聲無息的，認真說來，它進展的速度在所有癌症之中並不算快。平常仔細觀察排便習慣，一旦有排便習慣改變，例如原本有便祕症狀變為腹瀉，或原本順暢者卻變得困難，再伴隨著貧血疲憊、食慾不振、體重減輕（三個月到半年間減輕五至十公斤）等，就要提高警覺。

便中有血！是痔瘡還是大腸癌？

至於排便習慣之所以會產生不同的改變與症狀，是和癌變所占據腸道的位置有關。大腸分為腹部右側的升結腸、中間的橫結腸，以及左側的降結腸和偏下腹部的乙狀結腸和直腸。如果病灶位置位於左側、越靠近肛門，就越容易擠壓糞便形狀；靠近直腸端的大腸癌，除了造成糞便形狀的改變之外，還會帶給病人裡急後重、排便大不乾淨的感覺；當病灶位於右側，糞便形狀較不會受到影響，頂多帶來悶脹感。另外，大腸癌通常會阻塞腸道、導致便祕症狀；但也有些人會因為癌細胞分泌刺激大腸蠕動的物質，而透過腹瀉為表現。

除此之外，有些病人前來就醫做大腸鏡檢查是因發現自己排便出血。肛門是消化道最終端的出口，舉凡胃出血、小腸大腸出血、腸內瘜肉、腫瘤、發炎，都可能發生排便出血或帶血症狀，所以病人常常分不清楚，要不是把良性的痔瘡出血當作大腸癌，過分緊張；要不就是把大腸癌出血誤以為痔瘡，延誤治療。

該如何判斷呢？一般原則是，專屬於肛門部痔瘡、肛裂帶來的出血，排便末了會帶有血絲、滴血或擦拭時有血漬，也會伴隨著排便時有異物或擦傷症狀，出血大多為鮮紅色、偶爾發生；但如果是排便時持續出現帶著暗紅色血液或交纏著黏液的糞便，那麼偏向瘜肉或大腸癌的可能性就會上升。

因此，倘若病人的困擾來自排便出血，那麼釐清出血是痔瘡引發，或者另有隱憂，是診療的第一步。如果大腸鏡沒有發現異常，病人排便習慣也順暢，唯獨早年沒有特別留意健康，形成了無論怎麼小心呵護，只要排便或走久了就容易出血、脫垂的三度以上大痔瘡，就不能放著不管，得積極面對、小心處理。

痔瘡治療＋大腸鏡檢，雙重守護肛門與直腸健康

然而，即便在檢查當中發現了瘜肉，也未必是什麼嚇人的壞消息。小小的增生型瘜肉（hyperplastic polyp）一般變壞的機率不高，長大的速度也很慢，定期追蹤即可；若是腺瘤（adenoma）或大於一公分、分化不良的瘜肉，則建議除了在鏡檢時一併切除，之後三年內還得密集追蹤。大腸癌的發生通常沒有明顯症狀，等到有症狀時，都進展已久，所以近年來不少名人發現自己得到大腸癌時均處於末期。

事實上，腸道裡從什麼都沒有，到長成一個瘜肉可能要五、六年的時間；由一個瘜肉進展為癌，也需要一、兩年，這當中的六至八年，只要有概念地進行大腸鏡檢查與追蹤，就能控制罹病風險。而早期大腸癌的治癒率其實很高，尤其是第一期大腸癌，五年存活率達百分之九十，早期發現、早期治療，皆收效良好。

所以在門診時，碰到中年以上、想處理痔瘡，想過要做大腸鏡卻始終沒有勇氣的病人，我都會請他答應我，先做大腸鏡檢查再做痔瘡手術。特別是十幾年行

醫下來，經歷過一些像學長一般、令人遺憾的癌症故事後，我常會笑著和病人做條件交換：痔瘡治療前一定要踏出第一步，接受大腸相關檢查。通常在大腸鏡檢查後三天，都是適合直接進行痔瘡手術的時間，一次便能把兩個健康計畫同時完成，一舉兩得！若腸道清得很乾淨、檢查結果完全無異狀，下一次鏡檢就是六至八年以後。

「我就是討厭這個痔瘡脫垂在外面濕濕黏黏的沒得醫啊！都這樣到七十幾歲了，忍無可忍才決定開刀了，妳怎麼叫我一定要先做大腸鏡才能開刀呢？」

由於痔瘡帶給病人生活上的不適和不便利，許多年長患者願意接受痔瘡治療和追蹤，卻不願意接受大腸癌相關篩檢。不過，正因為做了這個好檢查，假如連瘜肉都沒有，大概就有八年左右的時間不必擔心大腸癌問題。今年做了大腸鏡檢查、解決了痔瘡，等於也守護住整段大腸的健康了！何樂而不為呢？

大腸各部位罹癌機率

大腸全長將近兩公尺，呈ㄇ字形，分為升結腸、橫結腸、降結腸、乙狀結腸及直腸等數個部分，依腫瘤位置會有不同症狀。平日多注意自己的排便習慣，必要時接受大腸鏡及糞便潛血檢查，都能降低癌變機率。

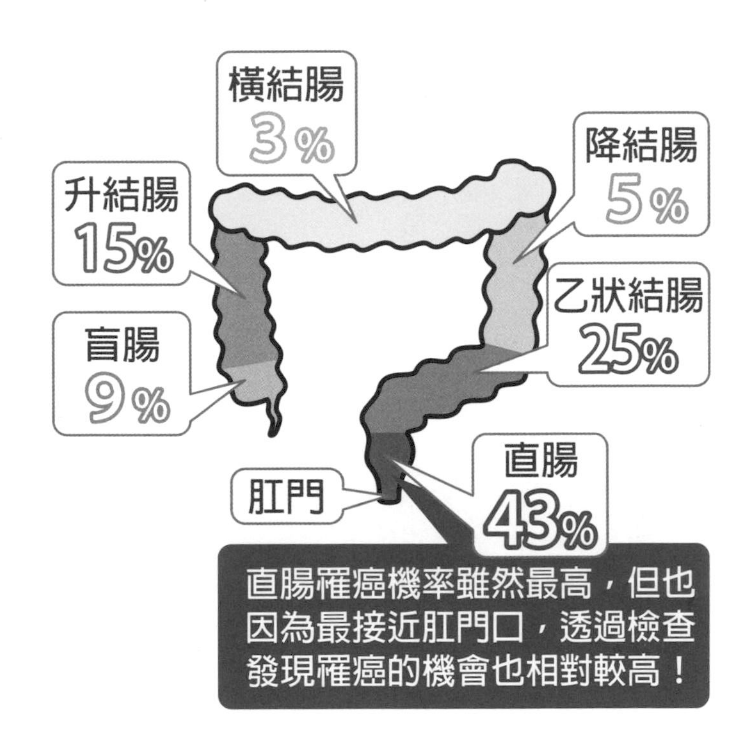

低脂高纖飲食法，讓你腸保健康

無論便祕或腹瀉，不穩定的排便狀態都容易帶來痔瘡問題，常便祕也會導致糞便堆積、長時間對腸道產生刺激，而「高纖低脂」是穩定腸道的基本飲食概念。

「醫師醫師，你能不能教我要怎麼吃才不會便祕、大腸也比較健康啊？」

記得以前我的老師在門診聽到這個問題時都會回答「吃草根樹皮」，儘管病人往往帶著狐疑的眼神，但我仍想傳承這項衛教精神，提醒大家：口感粗糙的纖維對腸胃真的好，草根樹皮、粗茶淡飯，延年益壽最有效！

無論便祕或腹瀉，不穩定的排便狀態都容易帶來痔瘡問題；再者，常便祕會導致糞便堆積、長時間對腸道產生刺激。總之，只要是便祕，就不是好主意。而穩定腸道的基本飲食概念便是「高纖低脂」。

近兩年，根據國民健康署的調查，十八歲以上每天會吃三種蔬菜、兩種水果的人口比率只有百分之十二點九，男生為百分之八點九，女生為百分之十六點八；年齡越低，攝取越少，可見年輕人都不愛吃蔬果；然而，即使是我們印象中比較養生、攝取量較多的五十五歲族群，也只有百分之十八左右，可見大家吃的蔬果都不夠。①

膳食纖維這樣吃，改善腸道環境

每餐蔬果最佳攝取量是占餐食的一半。蔬菜、豆類、堅果、水果等植物性食物，含有天然油脂、蛋白質和碳水化合物、維生素、礦物質，以及重要微量元素；各種顏色的蔬菜含有膳食纖維、抗氧化多酚和植化素。適當攝取蔬果能增加飽足感、降低熱量攝取，且促進腸胃蠕動、幫助腸道內好菌生長。

一般以腸道養生而言，攝取纖維的最佳比例是非水溶性纖維：水溶性膳食纖維＝2：1。受便祕所苦的病人，若是沒有便意，而且持續好幾天沒排便時，就該多攝取容易帶動便意的非水溶性膳食纖維，藉由這類纖維增加糞便體積來刺激腸壁，有效幫助排便。

其中，非水溶性纖維又細分為纖維素與半纖維素。「纖維素」不溶於水，能增加糞便蓬鬆度，代表食物包括全穀、糙米、豆類、根莖類、綠色蔬菜類、菇類；「半纖維素」是黏稠的多醣類，代表食物有海藻昆布、全穀類、麩類、芥菜等。除了吸了水膨脹成為維持糞便鬆軟的骨架外，它幫助腸蠕動的特性還可以替腸道做個大掃除。

至於有便意但常常感覺糞便過硬、無法排出的病人，則要多攝取水溶性膳食纖維，增加糞便內含水的膠狀成分，發揮軟便效果。而水溶性纖維又細分為植物膠和果膠。「植物膠」溶水之後會像果凍水水的，具潤滑糞便的作用，代表食物有燕麥、車前子、愛玉子；「果膠」能在糞便內形成滑潤的水溶性膠狀質地，代表食物包含橘子、蘋果、柿子、梨子、香蕉、草莓、蘿蔔、高麗菜、南瓜、馬鈴薯、秋葵等。

腸道中的纖維質除了可以像海綿一樣吸水，讓糞便濕潤柔軟，更可以成為腸道內好菌的食物來源，讓好菌在腸內穩定生長，通常認真吃青菜吃個一週，就能藉由高纖的正確飲食方式改變腸道菌種。這一點，我們在益生菌的篇章內會再詳述。理想的膳食纖維攝取量每日大約二十至三十五克，但事實上，由於現代人飲食精緻化，每日攝取纖維量平均大約只有五至二十克，遠遠不夠。

其實，力行高纖飲食沒有那麼難，就算是外食族，適當挑選富含纖維的好食物，就能同時為健康把關。舉例而言，糙米的膳食纖維比白米更高，平時烹煮可以混雜糧米、大麥、五穀一起煮，達到更高的纖維含量；吃火鍋時，多加點蔬菜、菇類以及海菜、海藻等食材，對於改善便祕很有幫助；辦公一族的零食以適量胡桃、杏仁果、夏威夷豆等堅果取代精緻糕點，更有利維持健康。

掌握飲食技巧，有助高纖達標

針對現代人普遍的日常飲食習慣，以下統整五個健康飲食概念，讓大家能維持腸道通暢、避免便祕與痔瘡：

❶以糙米、全麥吐司、麥片、地瓜等纖維量較高的全穀雜糧類，代替白米飯和白吐司。

❷多吃新鮮蔬菜，生食或炒燉煮皆宜，像是萵苣、大蕃茄、小黃瓜、菠菜等各色蔬菜。

❸以果乾或新鮮水果代替精緻甜食，例如藍莓、野莓、各類莓果、杏桃、李子、棗子、柳丁、橘子、椪柑等。

❹高纖飲食搭配優格或優酪乳，能適量補充益生菌，也可替腸道養好菌。

❺多攝取纖維質的同時，別忘了每天攝取兩千至兩千五百毫升的水分。當膳食纖維吸了水，能促進腸蠕動的效果加倍。

「可是，我每天都吃很多地瓜，大便還是不軟啊！」

「我已經盡量多吃蔬菜水果了，像是吃完午餐都會喝蔬果汁，為什麼還是便祕？」

在此也要澄清容易發生的幾個飲食盲點。

我們每天的飲食可分為三大類：澱粉主食、肉類或植物類蛋白質、蔬菜水果。這三大類食物各有各的營養，攝入後也各自經由不同的機轉維持著人體的日常能量與健康，所以是不能互相取代的。地瓜屬於澱粉主食類的食物，和白米、麵食、糙米、麵包吐司歸在同一類，如果想攝取較多膳食纖維，可以用地瓜代替白米飯作為主食，但吃很多地瓜不代表可以將蔬菜的份量減少。

另外，即使同樣都是蔬

每日飲食金三角

澱粉、蛋白質、蔬菜水果應均衡攝取，不可偏廢，缺一不可！

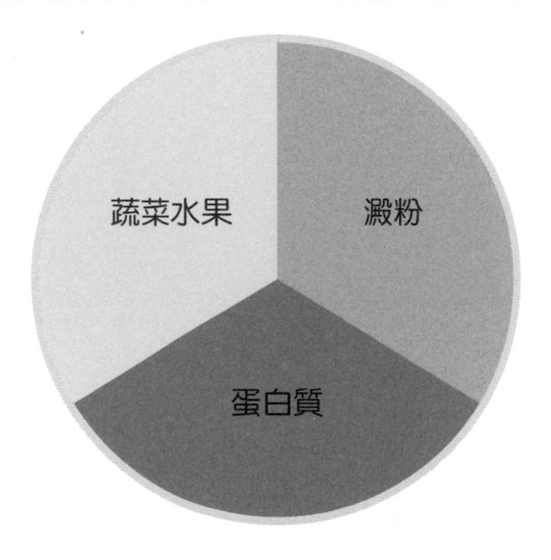

菜，纖維含量也會有所差異，同樣份量的空心菜所含的纖維質是高麗菜的兩倍之多，如果是想補充纖維，外食時點一份空心菜，是不錯的選擇。

在水溶性膳食纖維方面，我們直觀認為口感粗糙、纖維量應該也比較豐富的鳳梨，其實纖維質量不一定比香蕉來得好。另外，新鮮果汁固然也是補充營養的方式之一，但攝取原型的天然蔬果，能保留更多的營養素和膳食纖維，保護腸道效能更高。另外，有瘦身或熱量控制考量的人，請考慮少吃水果、多吃蔬菜喔！

---

①資料來源：吳佳鴻《腸漏，發炎的關鍵》，二〇一七年。

你吃足纖維了嗎？各類食物膳食纖維量比一比

以下各種食物的膳食纖維比較，是以一般吃飯的飯碗盛裝一碗白米飯的量（100克）為基準計算，看看你今天纖維吃夠了沒？

澱粉、穀物類

	膳食纖維含量		膳食纖維含量
小麥胚芽	10.0公克	五穀米	4.9公克
燕麥片	4.7公克	吐司（含全穀粉）	4.2公克
糙米	4.0公克	糯玉米	3.5公克
蓮藕	3.3公克	白吐司	3.0公克
芋頭	2.6公克	黃肉地瓜	2.5公克
麥片（三合一）	2.1公克	白麵條	1.9公克
胚芽米	1.5公克	冬粉	1.4公克
馬鈴薯	1.3公克	白米	0.7公克

豆類及堅果種子類

	膳食纖維含量		膳食纖維含量
紅豆	18.5公克	綠豆	15.8公克
毛豆	8.7公克	豌豆仁	7.5公克
去膜花生仁	6.6公克	核桃	6.2公克
皇帝豆	5.1公克	豆漿	1.6公克

蔬菜、海藻及菇類

	膳食纖維含量		膳食纖維含量
黑木耳	7.4公克	牛蒡	5.1公克
香菇	3.8公克	地瓜葉	3.3公克
苦瓜	3.2公克	綠花椰	3.1公克
海帶	2.8公克	黃豆芽	2.7公克
胡蘿蔔	2.6公克	南瓜	2.5公克
空心菜	2.5公克	韭菜	2.4公克
白莧菜	2.4公克	金針菇	2.3公克
龍鬚菜	2.3公克	茄子	2.2公克
草菇	2.1公克	紫甘藍	2.1公克
茭白筍	2.1公克	花椰菜	2.0公克
菠菜	1.9公克	芥藍菜	1.9公克
苜蓿芽	1.8公克	雪裡紅	1.7公克
韭黃	1.7公克	綠竹筍	1.7公克
茼蒿	1.6公克	芥菜	1.6公克
油菜	1.6公克	西洋芹	1.6公克
青江菜	1.4公克	芹菜	1.4公克
小白菜	1.3公克	白洋蔥	1.3公克
綠蘆筍	1.3公克	高麗菜	1.1公克
蘿蔔	1.1公克	冬瓜	1.1公克
番茄	1.0公克	絲瓜	1.0公克
山東白菜	1.0公克	結球萵苣	0.9公克

水果類

	膳食纖維含量		膳食纖維含量
牛心柿	4.0公克	泰國芭樂	3.0公克
釋迦	2.7公克	奇異果	2.7公克
甜桃	2.5公克	西洋梨	2.1公克
柳丁	2.1公克	加州蜜李	2.1公克
草莓	1.8公克	龍眼	1.8公克
水梨	1.8公克	棗子	1.7公克
香蕉	1.6公克	五爪蘋果	1.6公克
木瓜	1.4公克	水蜜桃	1.3公克
楊桃	1.3公克	芒果	1.2公克
白柚	1.2公克	葡萄柚	1.1公克
鳳梨	1.1公克	枇杷	0.9公克
荔枝	0.8公克	蓮霧	0.8公克
香瓜	0.6公克	哈密瓜	0.5公克
西瓜	0.3公克	巨峰葡萄	0.2公克

資料來源

1. 吳佳鴻《腸漏，發炎的關鍵》，2017年。
2. 衛生福利部食品藥物管理署台灣食品成分資料庫2018版。

避免有痔難伸，喝水是基本功

便祕是造成痔瘡的原因之一，而擺脫便祕的根本方法，不外乎喝水、攝取大量纖維質和運動，其中，又以喝水最容易達成。

「我每天都會排便，但大便時間不固定，總是很乾很硬，不容易解出，就算排出來也都是一顆顆的羊屎便。」

眼前是位穿著筆挺套裝的熟女，看她進診間前還匆忙地講著電話，儼然是位忙碌的高階主管。門診時，我常遇見這一群時代女性，無論在哪個崗位上，她們都常因為工作壓力大、有時想排便也因為正處於重要會議而需要隱忍；為了談生意常出差飛行，得在短時間內適應不同時區而打亂腸道的生理時鐘，以至於屢屢受便祕所苦。

為了瞭解她是否做好最基本的腸道保養，我於是問：「那你水喝得多嗎？如果忙起來、排便時間不固定，每天喝兩千五百毫升的水是最根本的喔！」

肛門位於大腸最末端，我們俗稱的「大便頭」其實是指腸道糞便最尾端。全身上下的水分利用完了，有多餘的才會進入大腸，而大腸的功能是再度回收糞便內的水分。所以，如果水分攝取不足，大腸循環狀態不佳，大便必然乾硬；乾硬的糞便在腸道裡蠕動緩慢，會被大腸回收水分變得更乾，自然而然就形成難以擠出的大便頭，或是堅硬塊狀的羊屎便了！

遠離便祕，先養成正確喝水習慣

先前提過，肛門內皮和黏膜的細緻程度和嘴唇的皮膚黏膜類似，在乾冷的天氣裡，嘴唇容易乾燥易龜裂，肛門內皮同樣也是乾燥的，不過肛門不僅沒有護唇膏可以滋潤，還得承受乾硬糞便衝擊。因此，當秋末冬初，天氣漸漸變涼、乾燥，門診病人便紛紛出現排便疼痛、出血的問題。

無論是季節轉換時，或長期待在乾冷的空調環境裡，當肌膚感受到乾燥的時刻，我們更需要攝取更大量水分。醫學上定義的正常排便，從三天一次到一天三次，都算正常，但每次以排出濕潤柔軟的糞便為最佳。時常保持糞便濕軟，才能減低因為硬便拉扯造成的肛裂或痔瘡，而最基本濕潤糞便的方法，便是攝取足夠的水分。

「可是一直喝水，就要一直跑廁所，很煩啊！」

成人一天攝取兩千五百至三千毫升的水分，是維持腸道循環的好基礎，如果你覺得一直喝水卻一直從尿液排出，那代表大部分的水分是被泌尿膀胱系統搶走了，可憐的大腸還是缺水的喔！但是，人體具有自我調節的能力，只要持之以恆多喝水之後，半個月內就能逐漸收到效果。不但排尿狀況不會像剛培養喝水習慣時那麼頻繁，糞便也會越來越濕潤柔軟，排便出血、疼痛的問題自然迎刃而解！

攝取水分應以少量多次為宜，可來自蔬菜、水果、湯及無糖飲品。但不建議以茶、咖啡、酒當主要水源，因為這幾項飲料是利尿聖品，通常身上的水分剩下才留給大腸，一旦利尿了、水分被催趕進膀胱，糞便最終還是乾的。

擺脫便祕的根本方法，不外乎喝水、攝取大量纖維質和運動，其中，又以喝水最容易達成。充足的水分不但能維持腸道正常代謝、使糞便柔軟濕潤，還能幫助腸道內的好菌生長。門診時我常這樣打比喻：培養腸道內的益生菌菌落，就像是養牛，引進了好牛群後，還得有豐美的牧草和清澈的水源，讓牛群能世世代代穩定生長；益生菌是牛隻，大量纖維質是牧草，而充足的水分就是提供腸道穩定的水源。

除此之外，多喝水的附加價值是，皮膚會更加保濕有彈性，組織間分布了足夠的水分之後，代謝功能較佳，精神氣色都會更加年輕，多喝水的好處真是多得不得了！

改善便祕與痔瘡的良方：益生菌

無論是準備服用益生菌整腸，或是已服用益生菌的人，都可以同時調整飲食、增加膳食纖維攝取量，好好將益生菌留在腸道裡。

「我一直便祕，一直吃了好多益生菌都沒效欸！後來還是只能回去吃我的酵素纖維錠。」

這位同學，益生菌不是軟便劑或清腸藥，不是這樣用的啦！

益生菌（Probiotics）的原文源自於古希臘字根「對身體有益」，也是我們所說的好菌。益生菌種類繁多，比較常見的有乳酸桿菌屬（Lactobacillus）和比菲德氏菌屬（Bifidobacterium）。

若談到人類把這些好菌吃進肚子裡的歷史，得回溯至西元前三千年。當時的游牧民族偶然發現，當乳酸菌進入羊奶裡，不但阻止了羊奶變質腐敗，還使它轉化為滋味獨特的酸奶。西元一九〇八年，俄國的微生物學家梅契尼可夫（Elie Metchnikoff）正式發表了乳酸菌對人體有益的研究，也揭開了日後益生菌對腸道影響研究的序幕。

益生菌能為健康打底，並非特效藥

益生菌菌叢能協助腸道消化、穩定腸道環境，進而調節免疫機能。最近研究更顯示，相較於正常體重的一般民眾，受肥胖所苦的患者，腸道內壞菌較多，所以腸道內益生菌多寡也是左右人體胖瘦的因素之一。

益生菌對人體有益，但要靠吃益生菌粉末、膠囊等方式進到腸道裡，可得經過重重難關。研究顯示，直接吃進經人造加工的益生菌製品後，大部分的菌種都會在胃裡被胃酸消滅，只有百分之四十左右能闖關成功、順利進入腸道；進入腸道後，若沒有適合益生菌生長的食物或環境，益生菌叢在腸道內的生命週期只能存活一週。所以，即便在短期內大量補充比菲德氏菌（Bifidobacteria，B菌）或嗜乳酸桿菌（Lactobacillus acidophilus，A菌），能在腸道內活下來的依然寥寥無幾，也無法有效排擠腸道內的壞菌，完全發揮不了它們的能力。

另外，市面上標榜含有益生菌的優酪乳或酸奶製品，常常得攝取兩份以上，才能達到足以在腸道內落地生根的標準菌落數，大約是十億以上；如果想瘦身的朋友攝取益生菌是為了調整腸道、幫助瘦身，那麼，為了達到菌叢量而喝下雙倍乳酪製品、攝入雙倍熱量，對健康反而造成負擔了。

飲食吃高纖，幫助體內養好菌

「醫師，我常常一緊張就拉肚子，但平常又很容易便祕，做了大腸鏡檢查也沒有發現問題，我看同事都吃益生菌和酵素，聽說對腸道有幫助。你有推薦的益生菌嗎？」

我沒有推薦的益生菌，但有推薦的益菌飲食方式。

國外研究顯示，維持規律作息、低脂、低糖、高纖維飲食一年，腸道內的益生菌數便明顯上升。益生菌的種類、活性，和平日飲食習慣息息相關，當我們為身體引進了益生菌落後，人體必須供應它需要的食物——益生源（prebiotics），例如常見的膳食纖維及果寡糖。所以，大量增加飲食中的膳食纖維含量，其實就能幫助腸道篩選好菌叢。

充足的蔬果以吃原型或簡單蒸煮等方式攝取，搭配全麥麵包、五穀雜糧飯，點心選用堅果和果乾，就是最自然的整腸良方。不管你準備服用益生菌整腸，或是已經服用益生菌之後，都可以同時調整飲食，好好將攝入的益生菌留在腸道裡。另外，不同個體的腸道對不同益生菌的生長反應時間各不同，所以如果想試試單一菌種益生菌的效果，建議選用後持續服用一週，配合益菌飲食；如果達到整腸或改善免疫力效果，可持續使用三到六個月，就能穩定鞏固腸道內好菌數。

祝大家養菌愉快。

各種益生菌功能比一比

乳酸桿菌屬（Lactobacillus）

菌種	功能
Lactobacillus acidophilus 嗜酸乳桿菌，俗稱的A菌	降低女性念珠菌陰道炎、降低幽門桿菌感染、提升免疫力
Lactobacillus casei 乾酪乳桿菌，俗稱C菌	A菌和C菌混合，抗幽門桿菌作用更強
Lactobacillus brevis短乳桿菌	增進消化道機能
L. delbrueckii subsp. bulgaricus 保加利亞乳桿菌	促進腸胃吸收
Lactobacillus paracasei 副乾酪乳桿菌，俗稱LP菌	調節免疫機能，對調節異位性皮膚炎有幫助
Lactobacillus reuteri 洛德乳桿菌，俗稱R菌	嬰兒腸道內的好菌叢
Lactobacillus rhamnosus GG 鼠李糖乳桿菌GG株，俗稱LGG菌	調節免疫、降低體內發炎反應、對功能性腹瀉有幫助

比菲德氏菌屬（Bifidobacterium）

菌種	功能
Bifidobacterium bifidum 比菲德氏菌，俗稱B菌	維持腸道環境、調整免疫機能
Bifidobacterium infantis 嬰兒比菲德氏菌	降低人體不正常發炎反應
Bifidobacterium lactis 雷特氏B菌	減緩乳糖不耐和胃發炎症狀
Bifidobacterium longum 龍根菌	調整免疫力，改善過敏症狀以及抗生素引起的腹瀉症狀

※同樣是能改善腸道菌叢生態、適度調整體質的益生菌，不同菌種的效果也會有所差別。

排便習慣好，痔瘡不來找

避免忍便、培養定時排便的習慣，加上訓練排便肌群的動作，有助解決令人困擾的便祕問題，也才能真正根治痔瘡。

「我慘了！只要每次硬便排不出來，用力好久後就會覺得有東西翻出肛門外，是不是痔瘡復發了？」

痔瘡手術後，我們有時會聽到病人焦急地進診間敘述便祕時的各種症狀，事實上，就算再健康的肛門，只要是便祕時出力擠壓超過五分鐘以上，都可能有直腸黏膜暫時翻脫或肛門充血的狀況，偶一為之，不見得會帶來什麼問題；但若反覆發生，久了就會帶來新的痔瘡症狀。所以便祕這種惱人情況，能避則避。

不少病人前來求診時往往急於解決痔瘡，事實上，如果排便習慣不良、容易發生便祕，先解決便祕才是一切根本。否則，只搞定痔瘡卻還是便祕，手術後也會很快復發。

不忍便，培養定時排便好習慣

好的排便習慣，從尊重便意開始，切忌忍便。忍便忍久了，等同是在訓練直腸忽略糞便到來的指令，久而久之，便失去正常排便的反射，到時就算直腸裡真的累積了糞便，也會因為缺乏便意而排不出來。前面章節有提到排便不必每天有，三天一次或一天三次，都屬於正常的範圍，畢竟每個人腸胃蠕動快慢不同，只要順暢過關即可。理論上，當每天就寢、起床、三餐進食的時間都固定時，腸胃的生理時鐘也會跟著穩定。我也曾遇過病人，每次排便都固定在間隔三天後的某個早晨，這樣的排便習慣其實沒問題，但看了坊間排毒書上強調應每天排便，所以很困擾地來到門診；我和護理人員花了很長時間幫助她重新建立觀念：只要繼續保持，並不需要特別服用軟便劑、緩瀉劑或做任何清腸治療。不過，要是你持續一週都沒有任何便意，甚至是為了減重、減脂而服用含有腸道刺激性的減肥藥，導致今天拉肚子數十次，之後三到五天完全沒有便意，即使坐在馬桶上半小時也沒有任何腸蠕動的感覺，都是不正常的。

通常最容易促進大腸蠕動的時間，是在早晨起床時，此時腸胃也才剛醒來，如果能空腹喝一杯馬克杯大小和室溫差不多溫度的開水，便能觸動腸胃道蠕動的反射，帶來便意。習慣早上排便的人，若每次想排便的時間都在晨會之間、或剛好是在趕著上班的路程上，建議提早一個小時起床，讓腸道蠕動習慣跟著提早一小時，先好好清空腸胃再開始一天的行程。

身體有自己的規律，就算工作日夜顛倒，只要固定作息、用餐，通常就能有固定的排便時間；掌管腸道的自主神經有自己的節律，我們雖然無法用意志力控制腸道蠕動，但掌握規律，就能抓住節奏。

另外，排便時請不要一邊看書或滑手機，一有便意進入廁所，務必在五至七分鐘內將直腸排空，才能減少肛門持續受壓的時間。尊重便意，就是尊重自己的身體給予的訊息，切勿讓任何事情阻撓排便。如果你的排便習慣始終不固定，除了審視飲食方式以外，請注意，這是身體正在對你發送「應該更珍惜它」「請不要忽視它」的訊息。

戒掉瀉藥和浣腸球

排便習慣和飲食息息相關，如果可能，我們希望病人排便不順時能先從飲食調整做起，效用不佳時再適時介入酵素纖維錠、纖維粉，予以腸胃暫時的協助；若是還不理想，則藉由專科醫師以中藥調理或開立緩瀉劑、軟便劑處方；最終無法解決或需要救急時，才使用清水灌腸或浣腸球。

有一陣子，台灣坊間流行大腸水療中心，標榜著以水療灌腸法清宿便可以延年益壽，並提出幾位長期灌腸的長壽名人，其實這是倒果為因的迷思。隨著人漸漸年老、腸道蠕動的速度隨之變慢，到了八十歲左右，當腸蠕動太慢、自己無法順利排便，就得借助外來灌腸的力量協助。但人們看著幾位名人年過八十需要灌腸，便以為是因為灌腸，而讓他們享有高壽，實在是天大的誤會！

長期灌腸會讓腸道變得不敏感，越灌越沒有效果，腸道越發懶惰；另外，肛管因反覆灌腸或浣腸球的慢性刺激，可能漸漸纖維化、失去彈性。臨床上我們收治過因為長期依賴灌腸，導致肛管纖維化、肛門整圈硬化失去彈性的年輕女性，最終只能走上裝置人工肛門的道路，所以，自行灌腸是下下策，萬萬不可。

另外，許多含有番瀉葉、大黃等蒽醌類腸胃刺激成分的減肥茶、通便茶，一旦服用半年左右，都可能引起大腸黑病變（Melanosis coli），造成腸道敏感度降低，反覆刺激之下甚至可能激發大腸瘜肉與病變。所幸，只要調整飲食，戒除不必要的外來腸刺激物，大腸黑病變是可逆的。

長期便祕常存在著一些隱藏的健康問題，建議有慢性便祕問題的人務必至醫療院所就診，必要時接受相關生理檢查，切勿自行購買市面通便產品。不管標榜產品有多麼天然，請記得並非天然的東西就一定無害，我最愛在診間舉的例子是鈾和鐳，這兩種元素絕對天然無添加，也絕對充滿輻射、絕對致癌。

自我鍛鍊排便肌群

人體的腹肌與骨盆腔肌群，不但平衡著身體重心，也掌管著排便時的力道。骨盆腔肌群承載著膀胱尿道、子宮陰道、直腸肛門，然而，它的力道和彈性會隨著歲月漸漸乏力鬆弛。尤其是女性朋友經過懷孕生產的考驗後，如果缺乏適度運動和鍛鍊，很容易出現骨盆腔肌群鬆弛的問題，衍生出來的症狀就是漏尿、陰道鬆弛、排便無力而衍生便祕情形，或甚至輕微滲便。所以，適度運動是重要的，無論是跑步、游泳、有氧訓練或每天靜坐時，練習提肛、縮陰道的凱格爾運動三至五分鐘，都對訓練骨盆腔肌群有幫助。

另外，排便姿勢也會影響排便的難易度，如果你排出的糞便是濕軟的，但排便施力上有困難，可以試著換用蹲姿馬桶、在坐姿排便時稍微傾身向前，或在腳下墊張小凳子，以便拉直乙狀結腸過彎處的曲度，幫助順暢解便。凳子的高度則因人而異，我在臨床上曾遇過一位病人，在試了三種廠牌的凳子後，才找到適合自己的命定腳凳呢！

讓肛門放鬆、有助排便順暢的姿勢

感覺採一般坐姿仍不易排便的人，不妨調整坐姿或在腳下加張小凳子。

本來彎曲的腸道因
坐姿受到擠壓摺疊
NG！
解便時要花更多
時間或力氣
腳下墊上腳凳
身體略微向前
傾倒35至45度
減少腸道末端
受到擠疊的狀況
GOOD！
有助排便更通暢

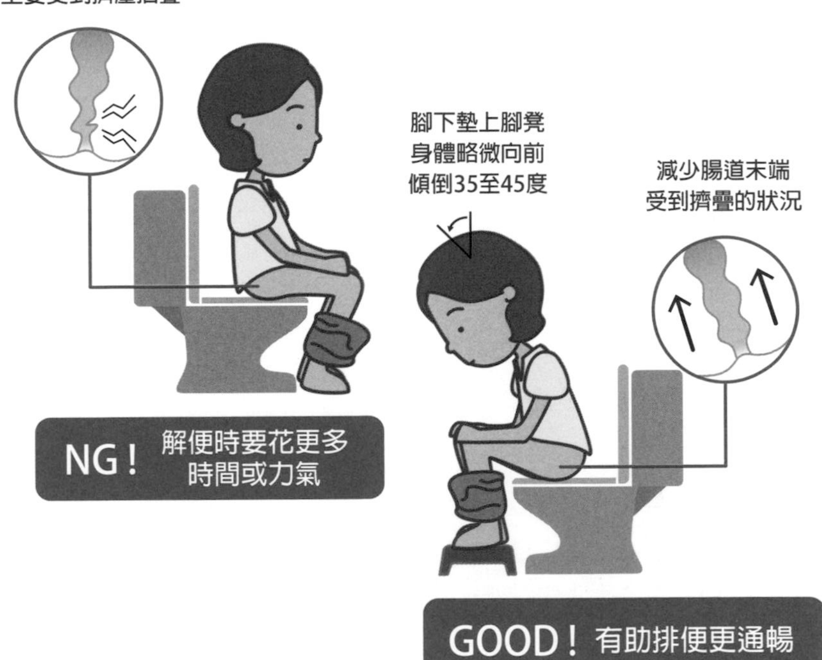

腸道健康嗎？觀察大便就知道

糞便樣貌，直接反應出腸道的狀態，包括日常生活攝取的總水量、蔬果夠不夠、腸道菌種是否健康，答案都能在排出的糞便裡頭找到。

「你平常排便順不順？」

當我在門診提出這個問題時，有一部分病人會愣了幾秒鐘，之後怯生生地回問我：「怎樣的大便才叫順呢？」

每個人的腸胃道蠕動速度不同，臨床上的定義由一天三次、三天一次，或一週超過三次，都是正常。所以坊間打著「清宿便」的產品，在專業醫師眼裡都讓人充滿疑惑；「宿便」這個議題在專科醫師眼中是不存在的，有些人的腸胃生來就不習慣每天排便，只要間隔規律、糞便不乾硬、排便時順暢不需要特別出力，就沒有健康上的疑慮。

但糞便的樣貌，的確直接反應出腸道的狀態，包括你日常生活攝取的總水量、蔬果夠不夠、腸道菌種是否健康，答案都在這些排出的糞便裡頭。排便之後，在按下沖水開關前，回頭先看看自己的糞便吧！它能讓你對自己的腸道現況更加瞭如指掌。

從顏色和形狀看便便健康

觀察糞便主要是觀察顏色和形狀。一般糞便呈現黃綠色或偏綠色屬正常，若呈現黑色跟白色就是異常警訊；通常像瀝青一樣黏糊的黑便，都暗示著上腸胃道如胃部或十二指腸有出血；大便呈灰白色，代表著為糞便染上綠色的膽道系統受到阻塞，因此無法呈色，所以要注意肝膽系統方面的病變。

臨床上，當病人敘述成形的大便顏色比較黑的時候，多半跟前幾天的飲食有關，可能是吃了墨魚麵、紅肉等容易呈色或含了鐵質的食物，在看著自己大便變黑、充滿驚恐前，請先回想一下前些天吃了什麼。

多年前，我有位三十多歲的男病人痔瘡術後突然大量解出黏稠黑便，緊急連絡、轉送醫院胃鏡檢查後，發現是罕見的十二指腸畸形血管瘤破裂，雖然和痔瘡完全不相干，但能及時發現、及時止血，就能免除日後在外突然出血休克、找不到原因的危險。而排便出血，有可能是肛門處痔瘡、肛裂等良性問題，也可能是大腸瘜肉、大腸癌等惡性問題，有時難以及時分辨。

然而就醫時，醫師可以藉由肛門指診或大腸鏡檢查，配合病史詢問，找到出血原因、排除令人擔憂的惡性問題。有疑問時千萬別怕麻煩，盡快至醫療院所尋求專家幫忙才能找到答案。

在糞便的形狀方面，正常糞便應呈香蕉狀，要是偶爾變大、有時又變小，都算是正常；但如果糞便突然越變越細，就可能是腸道受瘜肉或腫瘤阻塞，必須多加注意；大便若始終無法成形、稀稀水水，也要考慮腸道慢性發炎致使糞便不成形的可能性。關於大便型態正常與否，其實有國際標準可循，一九九七年發表的布里斯托大便分類法（Bristol Stool Scale），將糞便分為以下七型：

型別	描述	分類
第一型	一顆顆呈現分離的乾硬球狀	便祕
第二型	表面有一節節塊狀突起的香腸狀糞便	便祕
第三型	同樣是香腸狀糞便，但表面有龜裂的裂痕	正常
第四型	表面光滑的香腸狀或蛇狀	正常
第五型	斷面光滑、呈柔軟塊狀	腹瀉
第六型	邊緣粗糙的蓬鬆塊狀至糊狀	腹瀉
第七型	液狀稀水便	腹瀉

其中，第一、二型是屬於便祕的糞便，第五至七型是則是代表腹瀉。

好菌壞菌入腸道，糞便都知道

除此之外，糞便也能直接反映腸道內益生菌叢的生長情形，腸道健康的人，糞便內的好菌數自然比不健康的人多，這也是這幾年臨床研究「糞便移植」（Fecal microbiota transplant）的理論基礎。糞便移植概念上的做法是，將腸道健康者的糞便稀釋後，用大腸鏡或灌腸的方法，將稀釋液體注入不健康患者的大腸裡；或者是，將健康者的糞便製成膠囊，讓不健康患者服用，目前主要是用來治療難以治癒的偽膜性大腸炎。

覺得服用別人的糞便很噁心嗎？那麼還是乖乖多攝取蔬果、補充益生菌，創造有助益生菌生長的腸道環境，便能篩選出適合自己的優良菌叢。再度提醒大家，蔬菜、水果都含有膳食纖維，但各自富含的纖維不同，建議以2：1的比例攝取。不過台灣是水果王國，水果鮮美、甜度高，為了避免同時攝入太多水果中的糖分，有減重、糖尿病需求的朋友，建議盡量挑選甜度低的水果。通常認真力行高纖飲食一週，便能改變腸道菌種、排便習慣和糞便型態。因此，無論以前排便狀態如何不佳、菌種再怎麼不健康，從現在開始執行，都不嫌晚。

便便形狀看健康

解便不是大出來就沒事，糞便形狀代表在腸道裡停留的時間與狀態，沖掉前別忘了檢視一下。

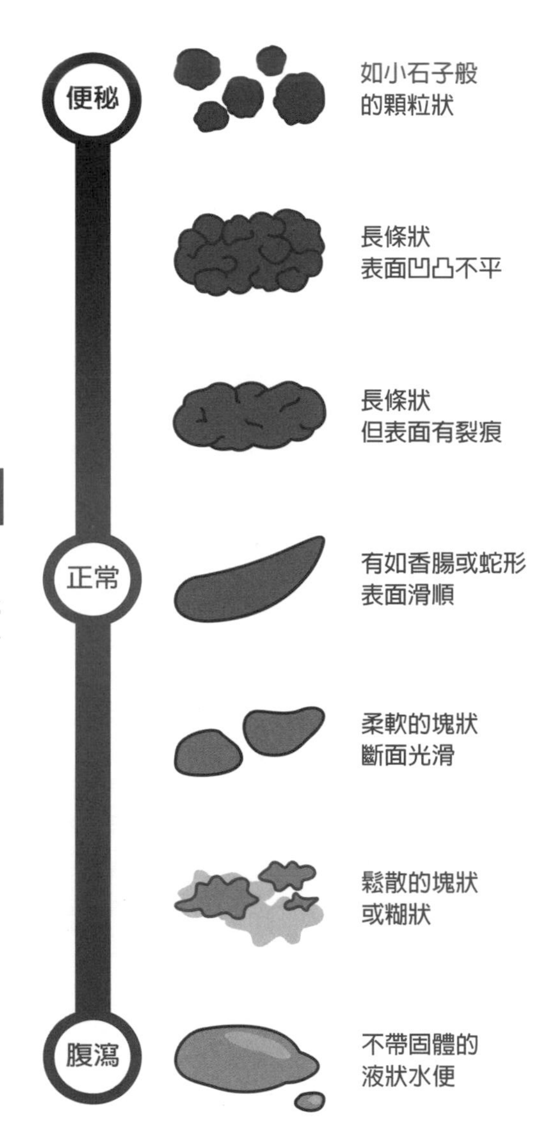

便祕分類型，改善方式大不同

歸納便祕成因，大致可區分為三種類型，了解分型後對症解決，才能根治排便問題，也才能預防後續衍生出痔瘡不適等症狀。

「我的症狀是痔瘡很大，讓我上廁所時大不出來。」

臨床上，我們常聽到痔瘡多年的病人，因為這樣的困擾來就醫，這真是天大的誤解啊！

事實上，排便不順的主因，九成以上是腸胃蠕動不良，因為痔瘡是老化鬆弛的軟組織，所以就算痔瘡再大，也不可能堅硬地堵住肛門口，一般只要腸蠕動正常順暢，在糞便排出肛門口的那一刻，痔瘡還是會讓路，不可能擋著不動。排便不順，是「便祕」的問題。

不過便祕時，因為腸內壓力增高，有痔瘡痼疾的病人也會在此時感到肛門口特別腫脹、異物感強烈，所以會有「痔瘡堵住肛門口、大便無法排出」的誤解。痔瘡是肛門局部的疾病，它可能帶來肛門周邊的腫脹、疼痛、異物感、搔癢感、出血，甚至是在排便末了，因為膨脹而帶來大便解不乾淨的殘便感，但它不會反向影響排便習慣。簡而言之，便祕會引起痔瘡，但痔瘡不會引發便祕，要謹慎為病患釐清這個觀念是因為，便祕的發生和生活型態相關，有嚴重痔瘡的病人，常常也伴隨不佳的飲食觀念或生活習慣，如果舊有觀念、習慣沒有改變，就算開刀將痔瘡治療好了，排便不順的問題還是繼續存在，不但問題只解決了一半，未來痔瘡復發的機會也比一般病人高。

認識便祕三大型，對症防治才有效果

排便應該是一天當中，釋放身體壓力的好時間；但偏偏不少人就是為了排便不順所苦。那麼，當排便需要醞釀三天以上，而排出的又都是乾硬便便，或每每排便都需要使出全身力氣，又該怎麼改善呢？首先，要先了解自己便祕的原因和分型。我們通常將便祕大致分為三種類型：

1 遲緩型便祕

主要因為蔬菜水果等高纖食物攝取量不足，導致腸內環境不佳，容易產氣的壞菌多、好菌少，缺乏纖維質促進腸蠕動，會造成腸子內像是不循環、不流動的一灘死水，一旦放屁自然氣味濃厚。這類病人腸道循環不良、腸道刺激物質停滯時間長，容易增加罹患大腸癌的風險。聽起來很恐怖，但解法其實很單純，只要認真攝取大量蔬菜水果就能改善。

「可是我同事不吃蔬果，大便也很順啊！」「我吃了很多蔬菜水果也沒用耶！」面對病人在門診提出的質疑，我也只能很直接地回應：「嘿！你同事沒有便祕狀況是他體質好，但你就不是這樣啊！」有些人腸胃蠕動天生就是很好，不吃蔬果腸胃也很順暢，像我們有來自南美洲的拉丁裔朋友，全家每天都吃肉不吃蔬菜，也沒有便祕問題。但如果你有腸蠕動偏慢、易便祕的問題，那麼認真吃足量蔬果、補充大量水分、適當運動，將是你一生的課題。

2 直腸型便祕

起因常來自於忍耐便意，導致直腸排便反射變得遲鈍，不僅不易感知便意，腹肌、肛門括約肌等排便協調肌群也逐漸變得乏力。這類型的便祕好發於二十至四十歲女性族群，因為不方便排便而在有便意的時刻忍便；或者老人、長期臥床的病人因便祕嚴重而依賴灌腸，也會因此導致排便反射失能。

3 痙攣型便祕

常發生工作壓力大的上班族群身上，生活不規律、排便習慣不固定、沒有規律運動的習慣，導致產生便祕與腹瀉交替的腸躁症。頻繁發生的痙攣型便祕會造成直腸脫垂、痔瘡脫肛腫脹出血等問題。掌管腸道的是自律神經，這套自我運作的系統並不受意識掌控。門診時病人常很困擾地問我，如果壓力一大就容易出現腹瀉便祕交替的腸躁症狀，難道要辭了職、才能永遠遠離壓力嗎？日常生活中的壓力無所不在，為了避免壓力而逃避不是根本的方法，最能幫助身體抗壓的好方法是規律運動，適當強度的有氧運動和肌力訓練，能平衡人體內的神經內分泌物質，同時舒緩自律神經對腸道的刺激。這也是我們叮嚀腸道不穩定病人，務必養成規律運動習慣的原因。

你的便祕是哪一型？

想要排便更順暢，先找出引發便祕的原因，從日常生活中一一著手，就能和便祕說再見。

	遲緩型便祕	直腸型便祕	痙攣型便祕
糞便型態	糞便體積粗大、呈塊狀，但量少	糞便乾、硬、小，很難有便意	糞便呈顆粒羊屎狀
相關症狀	容易脹氣、放屁味道濃臭	肛門有時感覺脹墜、疼痛	有些病人伴隨著便祕與腹瀉交替的腸躁症狀
可能原因	通常與蔬果攝取不夠有關	通常與常常忍便有關	常與生活壓力大、睡眠不足、作息不穩定有關

比起按摩，運動更能解救便祕

適度且規律的運動，有助強化腹部骨盆肌群，並穩定自律神經，對於緩解便祕、促進排便通暢也是不可或缺的要素之一。

門診時，我們常教育病人「便祕是因，痔瘡是果」。事實上，便祕時對肛門過度的張力、腹瀉時對肛門局部的衝力，都會導致痔瘡。良好順暢排便最重要的三原則是：多喝水、多攝取纖維質、多運動。一般而言，食物入口後，經過「胃→小腸→大腸」的漫長旅程，最終以糞便的形式進入直腸。當糞便在直腸中累積到一定容量時，就會啟動肛腸反射系統，將糞便往肛門推進。這時守門的括約肌會放鬆、打開，讓糞便順利出清。多喝水可讓通過肛門的糞便滑潤潮濕；充足的纖維可在腸道內吸附水分，讓糞便膨鬆柔軟。

除了飲食，建立規律運動習慣也很重要

至於運動究竟能為預防便祕帶來什麼好處呢？

① 強化腹部骨盆肌群，增加推進力

整個排便的過程可不是只有括約肌當主角，骨盆腔肌群、腹部肌群、橫膈肌群在排便時，都將一起參與這項精巧複雜的運動。然而，隨著年紀增長，骨盆腔與腹部肌肉都會失去彈性和強度，若缺乏平日的鍛鍊和活動，都會加重中年後肌肉無力、協調度不良導致便祕的情況。在女性方面，過了更年期、少了荷爾蒙保護之後，肌群鬆弛無力的症狀會更明顯，這也是為什麼我們總是苦口婆心、一再提醒病人要運動的原因。

該做什麼運動？又該怎麼運動呢？建議進行一週至少三次，每次三十分鐘的有氧運動，例如跑步、游泳、快走、爬樓梯、跳繩、騎腳踏車、舞蹈、拳擊有氧

運動⋯⋯，都能鍛鍊心肺功能、幫助腸胃蠕動；同時選擇性地加上幾項肌肉強度訓練，像是瑜伽、仰臥起坐、體適能運動。國外研究甚至發現，每天多走三十分鐘，可以刺激腦內啡分泌，預防失智和憂鬱，還能降低眼壓、預防青光眼；一週只要快走三小時以上，就能降低百分之三十五至四十的心臟病風險；女性朋友維持快走習慣，不但可預防骨質疏鬆、幫助腸胃蠕動，連罹患大腸癌機會都能降低約百分之三十一。

我常叮嚀沒有運動習慣的病人，不要好高騖遠，一開始就一心想衝馬拉松或進行高強度運動，試著通勤時先提早一站下車，拉長每天步行的距離，走久了、身體適應了，再慢慢增加步行距離，循序漸進，建立穩定的運動習慣。真的沒時間運動，也可以小小作個弊，集中一個禮拜的運動量，在週末時進行九十分鐘的長距離散步、爬山、散步、騎自行車。而運動習慣常常是需要夥伴才能長久建立的，不妨將和家人朋友的聚餐改為踏青，把握生活中任何一個可以運動的機會。

②穩定自律神經

掌管腸道的是自律神經，無論是容易便祕或容易腹瀉，都可能與自律神經不穩定有關。臨床上排便不穩定的大腸激躁症患者，無論是出差前、報告前或工作壓力稍大時，就會止不住地嚴重腹瀉，換言之，只要稍微遭受精神壓力，就會有過度的腸胃道反應，這便是與自律神經失衡有關。

腸蠕動不穩定的患者要謹記時時多喝溫開水，避免酒精、咖啡、濃茶等刺激飲料，也需盡量避開容易產氣的酸奶、乾酪等乳製品，以及汽水等碳酸飲料；高纖低脂的飲食方式，也是培養穩定腸道益生菌叢的重要原則。

雖然目前有學者建議，利用神經電生理學檢查出腸道自律神經失調之處，再運用相對的能量波頻刺激這些失調之處，得以改善大腸循環、穩定神經內分泌傳導，進而改善患者易便祕腹瀉的症狀。但若單就穩定自律神經而言，運動是更簡單的好方法。當腸躁患者因嚴重心理壓力加重便祕腹瀉交替等腸胃症狀時，運動不僅能釋放壓力，同時可緩解腸胃不適，實在是一舉兩得！

對肛門最好的日常保養

肛門部腺體原本就會分泌少許潤滑物質，過度清洗反而有害無益。對於各種痔瘡帶來的不適症狀，正確的清洗與溫水坐浴都有助緩解。

「我現在最困擾的症狀是痛和癢，尤其排便後常覺得擦不乾淨，但多擦幾次又痛癢起來，有時候衛生紙還會沾到血。」

陳小姐是位三十多歲的上班族，痔瘡排便後有異物感的狀況反反覆覆很多年了，但都不至於太困擾，可是最近季節變換，排便後的刺癢感加劇，睡前尤其癢得厲害。

肛門部的皮膚（anoderm）組成從肛門齒狀線以下延伸一點五公分，最後和肛門外的皮膚相接，這一小段特別的組織和一般皮膚不同，它非常細緻、柔軟、很容易破皮、受傷、流血。所以，一旦痔瘡脫垂、將本來藏在肛管裡的黏膜往外翻，就等於將對的組織外翻至錯誤的位置，濕潤的黏膜翻出至肛門口，造成肛門周邊皮膚黏膩、刺激、搔癢，這時候如果勤快地擦拭和過度認真的清潔，就會將翻出的黏膜磨破造成出血、肛門周邊的皮膚磨傷導致痛癢，就像是好多小紙片刮到皮膚一樣不舒服。有時，許多女性朋友誤以為這樣的癢感是因為清潔不夠乾淨，更努力地用各種私密處洗劑、肥皂、沐浴乳清洗肛門，結果越洗越乾、越洗越癢。

水洗、坐浴，是最適合的清潔方式

要終結這種痛癢感，最重要的是避免過度的擦拭和清潔。我們以唇部的皮膚作比擬，如果你不會因為嘴唇沾了食物或口水、覺得它很髒而一直用紙巾或衛生紙乾擦它，就不該老是覺得肛門髒而一直擦拭。肛門部腺體本來就會分泌少許潤滑物質，這層油脂是天然滋養的屏障，反覆擦拭和使用洗劑會將這層油脂消磨掉。尤其在天氣乾冷的季節，肛門在缺油、欠水的前提下，皮膚狀況已經不佳了，這時衛生紙和紙巾一摩擦，又將其中的刺激成分帶入受傷的嫩皮，不痛癢也難。

「醫師你說不要過度清潔，可是我就是覺得不乾淨啊！」

那就用水洗吧！肛門平時最適合的清潔方式是用清水洗，若合併有痔瘡症狀，可以配合規律的溫水坐浴法。痔瘡組織是一層薄薄的黏膜和皮，包裹著豐富的血管叢，坐浴溫熱水可以促進血管叢的局部循環、避免血液停滯在血管內造成腫脹；同時放鬆肛門周邊因糞便擦傷而痙攣的肌肉，加速組織癒合；也可以稀釋在肛門口遊走的菌種，帶來清潔傷口的效果。

一般坐浴的方法是，準備一臉盆比體溫高一些的熱水，局部浸泡肛門十五分鐘；或者在浴缸中放入溫熱的水，坐入浸泡下半身十五分鐘。有痔瘡困擾或肛裂疼痛的病人，可以選擇每天排便後和洗澡後，清水坐浴二至三次；有肛門瘻管或清創手術後的病人，可選擇每天坐浴三至四次，每次在水裡加一瓶蓋的優碘協助殺菌。如果是孕婦、產後或者膝蓋不適不方便蹲坐的老人家，也可以選擇站姿或坐在馬桶上，用蓮蓬頭、免治馬桶水柱或沖洗瓶以溫熱水持續沖洗十五分鐘。

正確的清洗方式，加上溫水坐浴保養，對於各種痔瘡帶來的不適症狀都有幫助。別忘了，水是大腸和肛門最好的朋友，這觀念不管是用在喝、洗或浸泡，都適用。

「痛癢的感覺改善很多耶！醫師你上次給我的藥膏好有效，可以再開一條給我嗎？」

回診時，陳小姐肛門刺癢的感覺明顯改善了，內診時，皮膚也不像初次見面時有著那麼多容易脫屑的小血點。我開了甚麼神奇藥膏呢？其實重點不在藥膏。清水沖洗，加上適度保濕，就能有效改善肛門痛癢的症狀。

這樣保養，遠離肛門搔癢

認真清洗肛門，發癢反而更嚴重，怎麼辦？
適當為細嫩的肛門皮膚做好清潔和基礎保養，是預防和舒緩肛門搔癢的第一步！

某個入秋下診前，窗外已天黑，一位穿著合身風衣的女子走進診間。是個美女，但蒼白臉龐帶著疲憊，雙眼裡有著對陌生環境的些許驚懼。我聽著這位女強人創業後每天少於三小時的睡眠，好幾年連續工作沒有休假的生活，只要一疲憊，過敏搔癢的各種症狀便排山倒海而來。最讓她痛苦的痼疾，莫過於從來未曾痊癒的肛門搔癢，尤其在更認真清洗後，搔癢更嚴重。

感覺嘴唇乾、刺、癢時，我們知道不能用舌頭舔，因為舔後，表面會因口水的刺激更癢、更乾、更易破；也不會因嘴唇乾癢、怕嘴唇髒而一直用衛生紙摩擦它，或用肥皂和沐浴乳搓洗；相反的，我們會用護唇膏薄薄塗敷上去，小心呵護、給它點時間復原。照顧肛門也是類似原理，過度清洗和摩擦都是不適當的。

五大保養守則，從此肛門不再乾癢難耐

我們這麼對待嘴唇，卻不這麼對待肛門，明明這兩者質地是這麼相近啊！想要好好保養肛門、避免肛門搔癢的不適，得注意幾個原則。

1 避免刺激食物

太辛辣具刺激性的食物、濃縮咖啡、濃茶、巧克力、可樂、菸酒，在肛門發生搔癢時需盡量避免，否則越吃越癢。飲食清淡、吃大量蔬果，能保持排便穩定順暢、減少肛門摩擦，這不只是預防痔瘡的原則，也是保養肛門皮膚的良方。

2 保持通風乾爽

天氣濕熱時，盡量穿著寬鬆的棉質內褲、外褲或長裙，避免不透氣的丁字褲或緊身三角內褲，也不要長時間穿著極度合身、不透氣的絲襪、褲襪、牛仔褲或壓力褲。排便後，肛門最好用清水洗滌，洗完後用棉質軟毛巾壓乾，如果無法水洗可採濕擦方式；若擔心濕紙巾裡有添加物，會為肛門皮膚帶來額外刺激，那麼以衛生紙或紗布沾水清潔會是較好的替代方法。如果肛門周邊毛髮濃密，造成肛門終年濕黏搔癢，適當去除肛門附近的毛髮也會有幫助。除毛的方法林林總總，但應與醫師討論，以不傷害毛囊和皮膚為佳，避免為了除毛造成小傷口，之後受到肛門周邊細菌感染而帶來不必要的麻煩。

3 請溫柔對待它

以溫涼的清水潔淨肛門後，若正處於搔癢或濕疹初癒之時，除了輕輕以毛巾壓乾外，還可以用吹風機調整為溫涼風加以吹乾。總之，不對脆弱肛門肌膚進行摩擦拉扯，對肛門健康絕對有幫助。

4 來點凡士林

皮膚乾燥我們會擦乳液，嘴唇乾裂時我們會抹護唇膏，肛門乾癢受傷的時候呢？就用凡士林吧！任何乳液、精油、藥劑、香氛製劑等繁複的成分，都可能讓代謝迅速且敏感的肛門皮膚產生搔癢，反而是古老又簡單的凡士林，是最不具刺激性的保濕選擇。清洗肛門後，在肛門口薄薄擦一點凡士林，搔癢時依處方擦上止癢藥膏，可避免搔抓造成潰爛破皮，又形成新的刺癢傷口。

5 規律作息、充足睡眠

缺乏維生素Ａ、Ｄ，或是焦慮疲憊、精神壓力大的時候，也會引起肛門搔癢、破皮不適症狀。所以，均衡飲食，避免精神壓力，好好休息、好好睡覺，也是同樣重要。

術後要定期追蹤和保養

一般接受痔瘡治療後，只要注意自我觀察術後情況，並維持排便順暢、運動和規律作息，再復發到影響生活的機率非常低。

即使痔瘡已經治療完畢，心裡卻有著「一朝得痔瘡，十年怕痔瘡」的不踏實感嗎？

別驚慌！只要平常排便順暢、注意運動和規律作息，一般接受痔瘡治療後，要再復發到影響生活的機率非常非常低！我們會建議病人，除了自我觀察症狀，有局部熱、腫、出血現象需適時回診外，若沒有任何不適，只要照著國民健康署的建議，每兩年做一次糞便潛血檢查，每五至八年接受一次大腸鏡檢查，檢查時同時請醫師留意自己的痔瘡狀況；有必要的話，及時介入藥膏或塞劑做治療，就能防止它再度膨大到會影響日常起居的地步。所以以痔瘡治療來說，找個覺得能溝通、投緣的好醫師很重要，因為你這輩子可能都需要他的健康建議和叮嚀。

「如果曾經手術過、再復發了怎麼辦呢？」

最糟的狀況，頂多就是再以各種手術方式處理啊！但相信你的臨床醫師也會盡力和你一起努力，避免這樣的狀況。

減少精緻飲食、少坐多動

有體重控制或瘦身經驗的朋友多少都經歷過，雖然我們斤斤計較食物中的卡路里數字，但同樣的食物、同樣的熱量標示，在每個人身上帶來的結果各不相同；一百大卡的蛋糕餅乾，和一百大卡的雜糧燕麥食品，不但在健康層面形成不同結果，所含的營養素或對腸道的影響也大相逕庭。低脂低熱量、高纖多水分是避免痔瘡發生、保養大腸的基本飲食觀念，如果不確定自己所吃的是否符合幫助腸胃健康的目標，請試著記下每餐攝入的食物，找一位專科醫師、護理師或營養師定期討論；如果可能，鼓勵家人也加入你的健康新飲食行列，有彼此的陪伴，互相提醒就不孤單。

另外，每當長坐或久站一小時，記得起身換個姿勢走動一下；每天撥出十五至二十分鐘散步、快走，一週至少三次，可以有效幫助腸胃蠕動、舒緩肛門壓力，幫助下身血液循環。至於運動的種類，當痔瘡發作時要盡量避免需憋氣出力、甚至蹲踞施力的動作，例如重訓硬舉。但在此也要澄清一下，重訓或平時下盤出力的活動，並不會引起痔瘡產生，只是倘若病人正為痔瘡發作困擾，這些動作會加重不適症狀，所以緩解前應注意避免。

在門診，我最常請病人務必要戒除的不良生活習慣就是抽菸。菸草中至少有六十多種致癌物質，並且會引起血管收縮、血液循環不佳，而導致中風或心臟血管疾病發生率增加，同樣的，這些負面影響也會發生在滿布細微血管的痔瘡組織上。另外，吸菸本身會導致便祕或硬便的機率升高，也會加重痔瘡發作的機率，因此臨床上都會再三叮囑嚴重痔瘡患者切莫吸菸。

孕期痔瘡與便祕改善全攻略

懷孕期間的便祕和痔瘡往往令人困擾，不過，除了做好自我保健之外，透過醫師所開立的藥物也有助緩解症狀，同時不影響母體和胎兒的健康。

「醫師，我這幾天屁股長了一大塊東西，好硬好痛！」

三十二歲的小瑋是個進入第三孕期的準媽媽，隨著預產期接近、肚子越來越大，等待寶寶出生的緊張和興奮達到最高點。然而，從懷孕中期開始，她發現自己排便後肛門處會出現異物感，用手仔細一摸發現凸出一塊脫垂的團塊。隨著預產期接近，團塊漸漸腫大，最近這一週，突然變硬變痛，連覺都睡不好。

女性在懷孕時，有著種種身體上的變化不適，孕吐、失眠、水腫、腰痠背痛、頻尿等現象，這些症狀在生產完後會逐一消失，但有個難以啟齒的困擾很可能會賴著不走，那就是痔瘡。大約有百分之五十的準媽媽們在懷孕中期肚子變大、腹壓升高後便開始受到痔瘡困擾。症狀從肛門口癢、痛、腫脹異物感，到排便後出血都有，依嚴重度而有不同，讓人每次排便時都充滿恐懼。

孕期媽咪為何好發痔瘡？

為什麼懷孕會引起痔瘡？主要是因為：

❶懷孕時子宮膨大、腹壓增加，造成直腸肛門處壓力上升，使肛管內的軟組織脫出肛門，形成痔瘡脫垂；若本來就有痔瘡問題的病人，痔瘡在懷孕期會因為腹壓的推擠，更加向外脫出。

❷孕期全身血流增加，肛門處的動靜脈血流量也倍增，使得痔瘡組織內的血管更加曲張。

❸懷孕期間，黃體激素（progesterone）升高，將腸壁肌肉放鬆、減低腸蠕動；加上子宮向後壓迫直腸，帶來孕期便祕問題，一便祕，痔瘡狀況自然加劇。

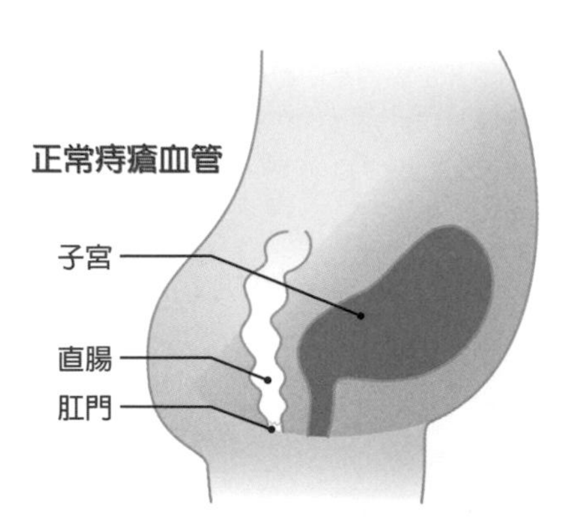

孕期痔瘡病程

懷胎的十個月中，孕期痔瘡會隨著時間慢慢長大，自然產時會隨著胎兒一起脫出，即使是剖腹產，產後一週左右也會自己滑出肛門。

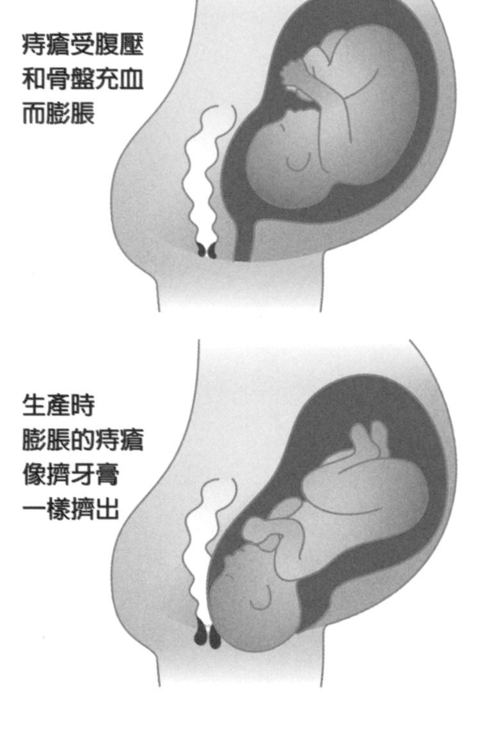

4 人體為準備生產，身體會自行調節，使得骨盆腔肌肉鬆弛，好減少胎兒娩出時的阻力；但同時造成更容易便祕，也使肛門口的痔瘡組織鬆弛脫出。

5 生產時，用力將胎兒推出的動作，也會將存在已久的痔瘡組織推出肛門。然而，提醒媽咪們不要因為害怕自然產推出痔瘡而刻意選擇剖腹產。因為，除了生產時用力這臨門一腳的差別外，懷胎十個月間，孕期痔瘡受到醞釀的時間和腹壓、血流的影響是一樣的，剖腹產或許可以阻止當下痔瘡被推出，但倘若十個月間痔瘡醞釀得夠大，剖腹產後的一週左右，它也會悄悄滑脫出肛門。該來的總是會來，該怎麼生產還是聽婦產科醫師的建議就好，不要為了擔心痔瘡形成與否做更動。

便祕不用愁！緩解有技巧

大約四成的孕婦在懷孕期間都遭受過便祕之苦，但因孕期能使用的藥物有限，讓孕期便祕的過程漫長而艱辛。便祕不但會加重孕期噁心嘔吐的症狀，嚴重時也可能導致糞便堆積塞住腸道而引起腹痛，更常見的是引起嚴重痔瘡，讓孕期的種種不適雪上加霜。

有問題，必然有解法，能緩解孕期便祕的根本方法，不外乎前面提過的高纖飲食、大量喝水及多運動，另外也要注意以下幾點：

1 鐵劑可能引起便祕

孕期補充鐵劑等營養補充品，有助於維持健康，但當便祕情況嚴重時，請務必和醫師討論，減低孕期鐵劑的攝取量，改由攝取大量含鐵質豐富的蔬菜及肉類補充。

含鐵的蔬菜：菠菜、甘藍菜、番茄、青豆、花椰菜、紅薯、綠豆、甜菜。
含鐵的豆類：扁豆、腰果、開心果、南瓜、全麥麵包、烤番薯、燕麥、黑巧克力。
含鐵的水果：草莓、葡萄、葡萄乾、西瓜、梅干、無花果、杏桃、杏桃乾。

含鐵的肉類海鮮：牛肉、牡蠣、蛤蜊、蝦、雞、火腿、豬肉、羊肉、蛋。

2 少量多餐

吃大餐、一次吃太飽會讓腸胃蠕動更吃力，少量多餐能幫助消化，讓腸胃順暢，減緩便祕的情況。

3 藥物

可以先試試益生菌或者纖維補充品，真的無計可施時，藥物也可以幫忙，例如孕婦常用的安全輕瀉劑 Senokot（Sennoside A＋B）。

總而言之，在等待寶寶出生的這段時間裡，媽咪骨盆腔的肌肉會漸漸充血、鬆弛，好讓寶寶順利被推出，這個過程也提高了孕期便祕的機率，同時讓藏在肛門裡的黏膜與軟組織鬆弛脫出。最後，沒有痔瘡的就形成了痔瘡；本來有痔瘡的，便脹大到讓人坐立難安；懷第一胎時痔瘡有點腫，那麼第二胎以上痔瘡必然腫到不行。因生產推出來的痔瘡掛在肛門口，坐月子時又以補藥加持，也把痔瘡組織越補越腫脹；再加上接下來不眠不休的育兒過程，自然又助長了腫脹疼痛的情況。

孕產媽咪痔瘡自我保健法

不過也別擔心，懷孕期間和產後的痔瘡問題，都可以用這些方法緩解：

❶ **避免便祕**：避免在馬桶上出力排便的動作，七到十分鐘內是最佳出力時間。其他像是上述透過飲食、運動、藥物等防止便祕的保健方式，也都有效益。

❷ **避免長時間久坐或久站**：養成規律散步的習慣，並練習凱格爾收縮運動。規律運動可幫助循環，而凱格爾運動可以收縮會陰部和肛門附近的肌肉、增進肛門部血液循環，避免痔瘡組織內的動靜脈曲張惡化。

❸ **左側躺**：可改善血液回流狀況。平躺會使脹大的子宮壓迫下腔大靜脈，讓全身回心血流受阻變慢、痔瘡內血管曲張的情況加重，所以建議睡眠或休息時多採

左側躺姿勢。

❹**溫柔清潔肛門周邊**：排便後用免治馬桶或蓮蓬頭，以小水柱溫水沖洗肛門部，並用毛巾或衛生紙輕輕壓乾；無法使用溫水沖洗時，可以使用濕紙巾輕柔擦拭肛門部。千萬不要以乾衛生紙用力摩擦肛門，過度擦拭的動作可能加劇痔瘡出血腫脹。

❺**嚴重腫脹**、**灼熱**、**疼痛時**：使用含有抗發炎成分或血管收縮成分的痔瘡藥膏，配合坐浴，可減緩痔瘡發作時的不適；也可在醫師指示下使用塞劑，將藥用成分送至肛門內部，由內而外幫助消腫。

❻**每天溫水坐浴可緩解痔瘡疼痛**：以臉盆裝溫水，每天坐浴一至兩次、每次十五至二十分鐘，可增進肛門部血液循環、軟化痔瘡內血栓，使疼痛減緩。如果蹲坐姿勢太過勉強，每天排便前後或早晚各一次，使用蓮蓬頭小水柱的溫水沖洗肛門部，可以達到一樣的效果。

除了以上建議之外，還要提醒請勿任意嘗試民間偏方，真的疼痛難忍時，建議尋求專業醫師協助。雖然在懷孕期間不宜接受麻醉或手術，還是有許多藥物可以幫助症狀緩解且不影響母體和胎兒的健康。當然，如果產後想將困擾的痔瘡除之後快，臨床上自然產後第二天，剖腹產後十四天，確定子宮狀態穩定後便可處理痔瘡了。

孕期便祕衛教資料參考：
Treating constipation during pregnancy（https：//www.ncbi.nlm.nih.gov/pmc/articles/PMC3418980/）

關不緊的血龍頭！長期出血對策

偶然因為硬便摩擦造成的出血，經簡單照護後多能痊癒。若經常無痛性地軟便內痔出血，超過三個月以上，請別忽視它。

「醫師，我最近覺得容易頭暈、很累，走路走幾步就很喘。連心臟檢查、心導管都做了，但還是沒有改善。突然想到，長期排便出血會是原因嗎？雖然出血時不會痛，但是量真的蠻大。」

才四十多歲，但面容已經十分憔悴蒼白、氣若游絲的曾先生緩緩敘述他最近的症狀。進行肛門鏡檢查時，我一邊細問他的病史，原來他每次排便時，痔瘡都會滑出肛門口，解便完已是一灘鮮紅血水染紅馬桶，等大致清潔完後，還得擦些藥膏、把部分痔瘡推回肛門裡，再花上半天時間耐心等待肛門附近的腫脹異物感淡去。而近一年來，出血的狀況甚至演變為光是放屁或走較長的一段路，便滲出血水、弄濕褲子，越來越令他困擾。

「這是很典型的內痔出血，但你貧血太厲害了，臨床看來血紅素應該不到正常人的一半，可能要先輸血。」內診中，我看著肛門鏡像湯匙一樣舀出一匙鮮血，憂心忡忡，於是同時開出抽血單，為曾先生做備血準備。

痔瘡的排便出血，通常無痛

我們這輩子大概都有便祕時，出力排便造成肛門大大小小擦傷、出血的經驗，這些偶然發生的出血只要給予時間觀察、調整飲食，都會自己痊癒，但痔瘡的無痛性出血卻不是這樣。

它可能會在軟便或正常排便時輕微摩擦便出血，有時連放屁也可能因為痔瘡受到氣壓衝擊而出血，更甚者，只要走路走久了、或從蹲踞的姿勢站起身來，都會因肛管內的痔瘡相互堆疊摩擦而出血。出血的顏色質地可能是鮮紅色、豬血糕一樣的小血塊，或滴滴答答從肛門裡噴濺出的小血柱。這樣斷斷續續每週流血流個兩、三天，三個月、半年下來就造成慢性貧血了。

紅血球是人體內運送氧氣的重要細胞，血紅素是紅血球總量的廣泛指標。人體很有彈性，以一個六十五公斤的成人而言，正常血紅素約十二到十四 g/dL，身上總血量大約五公斤（總血量的十三分之一），如果是車禍外傷大失血，瞬間失血一千六百到一千七百毫升（總血量的三分之一），造成血紅素掉到六 g/dL，可能就有生命危險；但慢性的、長期的失血，通常就是階梯式慢慢流、慢慢消耗，今天消耗了你五十到一百毫升，讓身體習慣後，明天再耗你五十到一百毫升；身體漸漸適應缺血狀態，所以有時候流個一、兩年，血紅素掉到四到六 g/dL，病人還是能過日常生活，等到出現頭暈、虛弱、發喘等症狀時，已經是嚴重貧血的狀態了。

治療血龍頭，第一要務是補充血紅素

較頻繁的痔瘡出血，在醫師診治後，會先使用保守療法，包括口服止血劑、外用塞劑或藥膏，配合飲食生活調整再觀察；保守療法無效的痔瘡出血病人，常常會再逃避個幾年，直到虛弱症狀越來越明顯、忍無可忍時才來就診，也會急著希望能快點接受手術，止住這個不停滲漏的血龍頭。然而，血紅素過低、人體血量不足，自然會造成手術前後風險，以及恢復期併發症升高。所以就診時，第一要務不是替他安排手術，而是先協助病人將流失已久的血紅素補一部分回來，以儲備術後恢復期可能的身體考驗，再盡快安排痔瘡手術，把肛門處那個怎樣都關不緊、不停失血的痔瘡血龍頭，好好關起來。

血紅素的原料是鐵，如果血紅素稍低，比較溫和的方式，是大量從飲食或藥物裡，補充鐵質或鐵劑。但血紅素如果真的太低，最有效率的方式，當然就是輸血。但因為輸血還是有輸血反應、凝血病變、電解質失衡、偶發感染等風險，所以，我們會根據抽血報告，引導病人依循一般術前輸血的準則。一般術前輸血原則包括：

❶失血超過全身血量百分之十五，即五百到一千毫升；

❷失血併血壓下降，脈搏大於每分鐘一百下；

❸血紅素（Hb）小於八 g/dL，有貧血症狀，藥物治療（Iron, Folate, Vitamin B_{12}）不能改善情況；或血色素太低，藥物治療緩不濟急者；

❹開刀麻醉前血比容（Ht）小於百分之三十，或血紅素（Hb）小於九 g/dL且有臨床貧血症狀者。

補充口服鐵劑常會引起便祕，所以，從食物攝取鐵質最好。我們在孕期痔瘡的篇章，為各位附上含鐵食物的建議（P.172），提供需要的貧血病人做參考。

再回到曾先生的狀況，因他的血紅素只有四 g/dL，在和血液科醫師共同照護治療下，藉由補鐵和輸血的方式，我們耐心等待血紅素補充到八 g/dL以上後，順利完成了微創痔瘡手術。

「好久沒有感覺精神這麼好了！」回診時，曾先生全然擺脫了先前印象中的疲態，笑著對我說。是啊！解除了痔瘡慢性出血和脫垂的症狀，恢復健康，這才是一個四十多歲青壯年該有的身體、該過的人生。因為痔瘡造成身體的負擔和損傷，真的很冤枉。所以，再容我強調一次，大家多少有因為硬便摩擦造成出血的經驗，但經常無痛性地軟便內痔出血，要是超過三個月，請不要輕易忽視。

痛到爆炸的血栓痔，這樣處理！

預防血栓痔的根本方法，與調整飲食、生活習慣密切相關，溫水坐浴也有預防和治療效果。根據三種不同的疾病進程，也都有個別的解決方式。

痔瘡是肛門血管老化、鬆弛後形成的膨脹組織，因為局部血管老化，通過血管的血流速度會變慢，加上血液有黏滯性，形成血塊塞住血管的機率就會提高；當痔瘡組織內纏繞的血管塞滿一塊塊的血塊時，便會帶來充血、腫脹、疼痛難耐，甚至堅硬結塊的症狀，這就是我們所說的「血栓痔」。

「我到底是吃錯什麼，才會讓痔瘡痛成這樣啊？」

許多病人向我抱怨過，他的生活習慣如常，但血栓痔為什麼還是找上他？得到這種令壯漢疼痛倒地的血栓痔瘡，並不是近期吃或做了什麼，事實上，只要痔瘡擺久了、痔瘡內糾纏的血管膨脹到一定程度，血栓痔發生的時機便指日可待了。屆時不管怎麼做，都有可能受到血栓襲擊。

預防做足了，還是得了血栓痔怎麼辦？

之前提過，由於內痔沒有體感神經分布，故較沒有疼痛感，受內痔困擾的病人多半以出血為表現；外痔則因有上皮神經叢分布，所以常會腫大、脫垂、有異物感，以及有劇烈疼痛，而血栓痔，就是最常引起肛門疼痛的一種外痔型態。

冬令時節或春節期間氣溫驟降，許多人選擇待在室內從事靜態活動，較長時間的久坐，加上天冷吃補機會較多，如果再搭上團圓飯或尾牙聚餐大魚大肉，自然會出現便祕或糞便乾硬的狀況，引起肛門壓力大、血液循環不良，血栓痔便如不定時炸彈般出現。雖然容易便祕的人易被血栓痔襲擊，容易腹瀉的病人也不要掉以輕心，腹瀉時，水便反覆衝擊肛門也會引起痔瘡組織腫脹充血，增加血栓形成的機會，所以預防血栓痔的根本方法，還是跟調整飲食生活有關。另外，溫水坐浴對於血栓痔的預防和治療，也有極重要的效果。

預防做足了，還是得了血栓痔怎麼辦？通常血栓痔的發展有三個方向：

❶血管內的血栓漸漸自行溶解、被血流沖散，這是最幸運的狀態。

❷血栓飽滿至痔瘡表面，排便時皮薄餡多的血栓痔被糞便磨破、排出血塊血水，自動放血。在門診時，當觀察到血栓將浮出痔瘡表面時，會以空針針頭或尖刀將表面挑開，讓血栓快速釋放出來，病人的症狀也能瞬間得到緩解。

❸深層血栓受組織包覆，形成纖維化的小團塊塞住血管，雖然不會痛，但也很難消散，這樣的慢性血栓再發作機率最高。

血栓痔內的部分血塊有機會在二至四週內漸漸溶解，疼痛也可能逐漸改善，但有時會有一小團中心血塊，於痔瘡較深層的血管群中堵塞，導致形成栓塞的再發率增高，因此不少病人會選擇在血栓痔來襲時接受痔瘡手術，同時移除容易造成血栓的痔瘡組織，一勞永逸。

有血栓痔瘡困擾的病人，可以在每天排便後和洗澡後，坐浴二至三次；有合併局部小傷口的病人，可每天坐浴三至四次，並在水裡加一瓶蓋優碘協助殺菌。

如果在孕中、產後，或者膝蓋不適、不方便蹲坐的老人家，也可選擇站姿，或坐在馬桶上，用蓮蓬頭溫熱水或免治馬桶溫水柱持續沖洗十五分鐘。

Dr.鍾的人生相談室③

耶穌來看我

半夜忙了一段落，我靠在診療椅上和學長聊天。

「欸，我跟你說，最近幾個病人說半夜在走廊上看到白衣人。」

「學長快跟我說那是你！」

「我不穿白袍，一定不是我。」

「你們怎麼確定穿白衣的一定是醫師？」護理師邊打記錄邊回頭，「你們又怎麼確定，穿白衣的一定是人？」

學長和我倏地一陣靜默。

「妳自己去問昨天急救回來那個說看到白衣人的婆婆啦！」

忍不住好奇，我決定進加護病房一探究竟。

「您好，我是值班醫師，感覺還好嗎？」

婆婆笑著對我點點頭，說：「怎麼那天的醫師今天沒來看我？」

咦？哪一位醫師讓您心心念念啊？

「那天你們好多人在我旁邊，那個醫生就站在那裏看我，」婆婆手指床尾，「他穿著長長的白衣，頭髮長長，鬍子也長長的。」

怎麼知道他是醫師啊？他有自我介紹嗎？

「無啊！但他是外國人，穿那樣一定是醫師吧！」婆婆瞇著眼笑了說，「我醒在這裡的時候，他也有來。他來，我就覺得身體舒服了。」

覺得這形容讓人熟悉，我靈光一閃，抓了張院牧部文宣，上面是耶穌背著小羔羊的畫像：「婆婆，妳說的外國人，像這個嗎！？」

「哎呀！是啦！跟我講醫生名，我請老伴送禮去好嗎？」婆婆眼睛一亮，激動指著畫像說。

之後幾個月，偶然又聽到誰看見白衣人，我們就拿出文宣給病人指認，核對幾次後，我和學長面面相覷靜默著。

嘿！婆婆。妳見到的，是我們全院最厲害的醫師。

他的名字是耶穌，他人很好，他不收禮，妳好了他就很開心。

嘿！耶穌。如果生死有時，知道有祢的引領總是好的。

謝謝祢來看我們的病人，也謝謝祢，來看我們。

又或者，謝謝祢一直看照著我們。

「耶和華是我的牧者，我必不至缺乏。

祂使我躺臥在青草地上，領我到可安歇的水邊。我雖然行過死蔭的幽谷，也不怕遭害，

因為祢與我同在。

——舊約二十三篇。大衛之詩」

第4章

消除恐懼心理！該鼓起勇氣就診嗎？

隨著人類誕生，痔瘡的治療史也翻開了第一頁，古文獻早已記載了痔瘡的治療之道，面對痔瘡，你不孤單！了解醫生怎麼治療，趕走恐懼！

翻開千年痔瘡治療史，你不孤單！

過去，每個開痔瘡手術的病人都得冒著生命危險；
而今，大家終於能在先進的醫療之下，擺脫痔瘡困擾、快速復原。

隨著人類誕生，痔瘡便是與之存在的古老疾病了。早在西元前一千七百年，埃及人就在莎草紙上寫著痔瘡治療藥方：「把相思葉搗碎和泥土拌在一起，煮過之後塗在細麻布上、塞進肛門就會好了！」

西元前四百六十年，醫學之父希波格拉底（Hippocrates）為這個肛門部的小球球起了Hemorrhoids這個名字，結合希臘文的Haema（血液）-rhoos（流動），代表他觀察到這團小血球內富含血流的特徵。接著，他進一步寫下對痔瘡的治療方法：「用粗羊毛線綁住血球，之後用黑藜蘆再治療一個療程。」這裡提到的黑藜蘆，是古希臘時代常用的毒性藥用植物。

日新月異的痔瘡療法

到了中世紀的歐洲，痔瘡的主流治療法是用一把燒紅的炙鐵把它燙焦；或用利刃把它快手切割下來。事實上，在十九世紀之前，如果需要動外科手術，通常都是由理髮師（barber surgeon）帶著自己的理髮箱四處為民服務，除了刮鬍剃髮外，當時的理髮師還要順便替客人拔牙、放血、切小腫瘤。動刀動久了，膽子自然越來越大，聽起來俐落、野蠻又創意的痔瘡療法，多半來自於這些理髮師。要是覺得以上治療很可怕不想接受，也有保守療法的選擇：那時在痔瘡患者間流傳著，只要找到痔瘡之神聖菲亞克（St. Fiacre）坐過的聖石，坐上去虔誠拜一拜，就能有治療神效。

關於聖菲亞克（St. Fiacre）的故事是這樣的：他本是愛爾蘭鄉間的隱士，身兼草藥師和治療師，拿了主教賜給他的小鋤頭，拚了命地從早翻土翻到晚，結果出力耕種之下，痔瘡竟然整個從肛門裡脫垂而出。聖菲亞克是個有虔誠信仰的人，痔瘡一發，便馬上坐在一旁大石頭向上主祈求，結果痔瘡就好了，頓悟治療良方後，他從此開始為村民做診治，也因此成了痔瘡守護神。他坐的那塊石頭，也成了大家口耳相傳的痔瘡守護石。

十九世紀的痔瘡醫療主流是擴肛治療，也夾雜著不同流派使用的化學藥劑丙酸注射法（西元一八七一年），以及進階的外科切除結紮手術（西元一八八八年，Fredrick Salmon）。然而，醫界對於內痔到底是用注射藥劑好，還是用結紮好，仍持續了半世紀的爭論。這裡值得一提的是，十九世紀開始，手術無菌觀念與麻醉技術的起飛與進步，對於痔瘡手術發展功不可沒，有好的麻醉品質、較低的感染率，自然能讓外科醫師專注於鑽研更複雜精細的治療手法，也能帶來更穩定的術後成果。

二十世紀，痔瘡治療更增添了雷射紅外線熱能燒灼術（Alexander Williams）、橡皮環結紮術（Barron）、環狀釘槍固定術（Longo），讓痔瘡這個古老疾病的治療，更加多元有效。到了二十一世紀，除了更多樣化的手術療法外，在疼痛控制上也有了長足進步。過去，每個開痔瘡手術的病人都得冒著生命危險；而今，大家終於能在先進的醫療之下，擺脫痔瘡困擾、快速復原。

除了漫長的治療演進過程，古今中外，得到痔瘡的名人也不計其數。蘇軾得過痔瘡、胡適得過痔瘡，連性感女神瑪麗蓮夢露都曾飽受痔瘡困擾。所有痔瘡逸事中，最廣為流傳的是拿破崙的病史，據說，當時御醫用水蛭治療他的痔瘡問題，不過不小心在大戰前把水蛭弄丟了；飽受痔瘡困擾的拿破崙於是厭世地寫信給他表兄弟說，自己連騎上馬都很困難，更遑論打一場漂亮的仗了。

所以，當病人走進診間，掩著面搖頭對我說「怎麼會得痔瘡呢？我覺得好丟臉」時，我總會笑著分享這些故事，細數千年來，有多少病人和醫者都為這惱人的疾病奮鬥著。這一路走來，我們從來都不寂寞。

別害羞不尷尬，交給專業醫師吧！

疾病痊癒得靠正確的治療和保養，但在著手之前必須先獲得正確診斷。和有經驗的專科醫師談談，你會更了解自己的身體與痔瘡的各種狀態。

「醫師對不起，我可能沒有洗得很乾淨，啊！我是說，可以不要內診嗎？我給你看照片就好。還是說，可以不要看嗎？」

我知道你心中很糾結啊！能邁開腳步、走進診間已經是很大的自我突破，但來了，總得好好做個檢查，讓我們為你的健康把關吧！

「我怎麼會得痔瘡？這麼年輕得這個病好丟臉。」「我是不是沒洗乾淨才那麼癢？」「我媽說，她連生我的時候都沒有痔瘡，我問題那麼多是不是身體有毛病。」

邀請你的媽媽、阿姨，甚至阿嬤一起來，將會驚訝地發現，她們的痔瘡可能比你大、比你陳年，只是因為生活習慣得宜，所以她們不見得有感覺。

讓醫師成為照護痔瘡的生活教練

有時候，一個肛門指診就能免除心中很多猜測。從小到大，你可能只看過、感覺過自己的肛門，頂多在生兒育女之後，換尿布時看到孩子的肛門，這麼加起來，你這一生只看過兩、三個人的肛門；我們這一行呢？每天看著看著，一年起碼也看過兩、三千人，五年十年下來，就看過萬人的肛門了。

有一次，主持健康節目已久的主持人瓜哥問我：「那麼，你只要接個電話、聽聽症狀，就知道是什麼情況嗎？」

是的，只要是本科、本行，當病人進診間坐下來、聊幾句，大概就能知道病況。做內診是再次證實我們對疾病的推測，才能肯定地給予病人答案、一起討論接下來的治療計畫和保養方向。所以，假如你在家擔心自己是不是寄生蟲感染、擔心得睡不著；或是因為排便疼痛出血，擔心自己是不是得了什麼怪病，因而寢食難安；亦或者你知道自己有痔瘡，卻從來沒有好好被診治，不知道這樣放著會不會怎麼樣；或是功課已做足、大致了解自己的情形，但還有不少疑問……請進診間來。順帶一提，我遇過很多認真的病人，把網路上相關文章都看遍了，卻懷著更大的疑惑和恐懼，直到進診間聊了五至十分鐘後，才恍然大悟自己先前白白擔心一場。疾病痊癒得靠正確的治療和保養，但在著手之前必須先獲得正確的診斷，診斷無法單由網路搜尋而來，和有經驗的專科醫師談談，你會更了解自己的身體、更了解痔瘡的狀態。

當然，痔瘡是長久以來累積的健康問題，調整生活習慣才是根本。因此門診時，我們最終、最關心的問題就是：

「排便順暢嗎？坐在馬桶上的時間長嗎？」

「有運動習慣嗎？」

陳年已久的痔疾，不管是因為排便不順或缺乏運動，請讓醫師成為你的生活教練，一起審視生活中哪些地方可以改變。

良好醫病合作，帶來最佳治療品質

就診時的姿勢一般有兩種，一種是如婦科或泌尿科檢查的開腳躺位，一種是左側躺臥位。為了病人的舒適，目前大部分採取左側躺臥位。就診時，病人會脫了鞋躺上床，將衣褲褪至大腿處，背對醫師，讓醫師在潤滑劑協助下做肛門指診與肛門鏡檢查。這個檢查雖然讓人有點尷尬，但檢查時只要醫病雙方溝通得當，並不會疼痛不適。

其實我自己接受這個檢查時，也會覺得尷尬害怕，不知道背後的醫護人員下一步要進行什麼醫療步驟；尤其人生幾次產前產後痔瘡發作時，也會在心裡一邊咕噥著怎麼運氣這麼不好、一邊猶豫著要不要就診，對於我們這一行更害羞的是，替我們檢查的都是自己的舊識同行。如果你相信病過成良醫，大概也能明白我們會如何將心比心，相信我，你進診間時的害怕和忐忑，醫護人員都懂。

有些過於客氣的病人擔心自己因為產後惡露、生理期來、分泌物多或剛如廁清洗不夠乾淨，會不會因此讓醫護人員感覺不禮貌。所以，我們也常叮囑病人，就診前不必刻意清潔，才能了解你平時肛門周邊的狀態。一個有經驗的醫者對於分泌物的型態也是瞭若指掌的，有時，病人留著私密處分泌物的痕跡，能協助我們判斷黴菌感染的進程，可別把這些線索認真洗掉了。

有些害羞的患者害怕看診時和陌生人併坐時的尷尬感，也特別注重自己的隱私。其實，對於泌尿、婦科、直腸科這些較私密的問題，台灣已經有不少醫療院所採取門診預約制度，你不必和一群病人擠在一塊兒，擔心別人打探你的隱疾；且就診時，也不再有前一位病人正在做內診，下一位病人就坐在薄薄就診簾外等候的場景。真的擔心時，可以先撥個電話至院所詢問，也可以請家人好友陪伴就診，減低心理壓力。

橡皮筋也能處理痔瘡？

運用橡皮環結紮、熱能燒灼或化學劑注射等治療方式，不需麻醉也較不疼痛，能使痔瘡壞死結痂、自行脫落，但只能適用於單純內痔的處理。

「醫師啊！我之前聽鄰居說，這個痔瘡不用開刀，用橡皮筋給它綁住就會好了，你怎麼不用橡皮筋幫我綁一綁？」

這位大姊，我可以了解你不想開刀的心情，但鄰居所說的鐵定不是日常生活中用的紅黃橡皮筋啦！

綁橡皮環或以橡皮環結紮（Rubber Band），是針對單純內痔的治療方式。之前提到，痔瘡以神經分布的多寡分為內痔、外痔和內外混合痔，內痔位於肛門內神經稀少的齒狀線以上，所以不管對它做什麼都不太會有痛感，因此可以使用橡皮環將供應內痔脹大的血管綁死，或使用雷射及電燒儀器燒灼，更可以在它的基底注射組織硬化藥物使其結痂。

紅外線與雷射療法則是將熱探頭伸入肛門，燒灼內痔組織達到萎縮壞死，之後便會自行脫落；脫落過程可能會有些疼痛感，也可能會有少許出血。至於硬化劑治療一樣是在門診處理，原理是利用高張的酚類硬化劑（Phenol in Olive oil）以注射針注入內痔組織，使組織纖維化、硬化、萎縮結痂。

橡皮筋結紮法有限制，並非人人適用

既然上述幾種療法適用於神經分布少的「單純內痔」，那麼，只要是混合痔或是有外痔成分的痔瘡，便不適用橡皮環結紮法。又或者，病人如果是因肛門口贅生團塊、疼痛異物感等困擾就診，則大多以「內外混合痔」居多，這時就不適合單獨使用這種療法。

雖然我們俗稱「綁橡皮環」，但其實這個環不是用手綁，而是用特殊的發射槍發射套環。橡皮環結紮通常在門診或開刀房施行，優點是不需要麻醉，只需直接使用肛門鏡將肛門撐開，用特殊器械夾住肛管內的內痔，再以發射槍對標的內痔發射黑色橡皮環，將內痔根部血管瞬間捆束起來。大約七至十天左右，結紮的內痔組織會因為血液供應被阻斷而逐漸壞死，變成焦痂跟著排便自行脫落，脫落處會形成一個小潰瘍，之後緩緩癒合。在焦痂脫落、潰瘍不穩定的期間，有些病人會有潰瘍基底出血的問題，真的遇到出血量太大時，得盡快返回施治醫師門診，檢查止血。

橡皮環結紮的原則為一次結紮一、兩個內痔，如果有多個內痔，隔兩週後再另外進行結紮。單一個大型內痔有時會需要分幾次慢慢結紮，在橡皮環結紮到內痔脫落的這段時間裡，有些病人會產生肛門內的緊縮異物感，偶爾甚至有點痛；如果結紮點越過肛門齒狀線，導致過於疼痛，有時必須請醫師將橡皮環剪開。要注意的是，在內痔脫落之前的排便過程裡，橡皮環還是有受到糞便摩擦、衝擊而提早脫落的可能性；若結紮後的一週內，發現黑色橡皮環出現在排出的糞便裡時，請回到門診讓施治醫師確認橡皮環狀況。

無論是用熱能燒灼、化學劑注射或橡皮環結紮，原理都是使內痔壞死結痂、自行脫落，這幾種治療方式雖不需麻醉也較不疼痛，但只能處理單純內痔問題，五年內痔瘡復發率約為百分之三十至五十。所以，不要因為別人做了某種療法就覺得人人適合，不同的痔瘡、不同的症狀，各有相異的治療選擇。建議病人們在全面做足功課後，下一步便是好好跟你的臨床醫師討論，才是上策！

門診即可進行的橡皮筋結紮術

大多數的單純內痔可透過橡皮環結紮術治療，被套住的痔瘡因無法獲得血流供應，會逐漸壞死脫落。

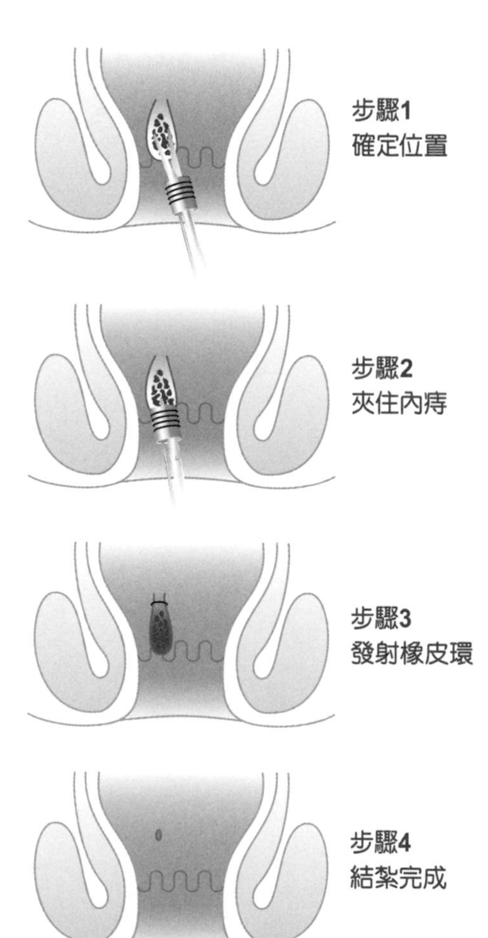

完整解析痔瘡手術及麻醉方式

治療痔瘡的重點是用各種手法使其復位、截斷它增生血管的血流或減小體積，在最主要的治療分類上，則以內外痔作為區分。

多年來，我們這一行對於痔瘡的認知皆是行之有年的「痔瘡靜脈曲張學說」，不過，最新研究發現，痔瘡有自己獨立的一套血管網，和肛門直腸靜脈叢並非直接相連，所以說它是單純的末端血管曲張實在太牽強。

近年來的痔瘡成因，以「軟墊滑脫（sliding anal cushions）學說」為解釋基礎。簡單來說，就是本來在肛門口掌管閉合的痔瘡軟墊組織，因為老化鬆弛往外滑脫，造成血流阻滯、血管增生、軟組織變形，而帶來種種讓人困擾的症狀。也因為這樣，治療痔瘡的重點不在於「讓這個痔瘡軟墊完全消失」，而是用各種手法使其復位、截斷它增生血管的血流，或減小它的體積。這也是為什麼當病人問我「能幫我把痔瘡清乾淨嗎」時，我會眉頭深鎖，難以回答的原因。

學理上來講，痔瘡很難定義完全乾淨，因為要達到「乾淨」或「完全沒有痔瘡」，就得把肛門內面全部的軟墊和血管叢完全割除，肛門內沒有正常的血管與循環，不就會失禁、壞死了嗎？再怎麼正常的肛門都會有無症狀的痔瘡。嚴格來講，沒有脫垂的正常痔瘡組織，屬於閉合肛門的功臣，一旦它老化、脹大、脫垂時，手術處理的目的是將肛門還原為沒有脫垂物、沒有出血的健康狀態，而且盡力達到十年以上軟墊不滑脫、不復發的目標。所以，先趕走心中「痔瘡要拿乾淨」的心魔，靜心接受肛門的正常生理構造吧！

擺脫內痔困擾的六種治療手法

既然痔瘡脫垂帶來種種困擾，就有種種對應的治療方法。最主要的治療分類和肛門的神經分布有關，我們以內外痔作為區分，介紹如下。

內痔治療方式有下列幾種：

❶**雷射治療（Radiofrequency ablation）**：沒有恢復期、完全自費，但復發率高，三年內復發率高達百分之五十。對於輕微、無痛性出血的單純內痔，治療效果佳。

❶**冷凍治療（Infrared coagulation）**：近似於行之有年的枯痔療法，以熱或冷凝方式，讓內痔萎縮、壞死、脫落。

❶**硬化劑注射治療（Sclerotherapy）**：將組織硬化劑注入內痔，讓它自行萎縮的治療方式。

❶**橡皮環（Rubber Band）結紮**：沒有恢復期，部分自費、部分健保給付，與雷射一樣，三年內復發率達百分之五十。跟雷射主要的差異在於，能被橡皮環箝住的痔瘡要稍微大一點，才能在發射橡皮環時被有效套住。因此橡皮亦適用於有脫垂物、無痛性出血、體積較大的二度痔瘡。

以上四種療法都是藉由使內痔組織壞死、形成局部焦痂脫落，同時等待脫落處潰瘍癒合的治療方式。這裡再次提醒，冷凍治療和硬化劑治療因為無法全然掌握組織結痂的深度，曾有造成肛門組織硬化、狹窄的案例，目前在臨床主流治療中已漸漸式微。

❺ **超音波導引血管結紮術（Doppler-guided artery ligation）**：透過超音波導引找到肛管內供應痔瘡的血管，予以結紮、截斷血流，使痔瘡萎縮，進而達到治療效果。

❻ **環狀切除手術（PPH）**：如果內痔已有多方向脫垂、翻出的症狀，環狀切除器械的一整圈環狀釘，能在肛管內、內痔的高度上，將脫垂的痔瘡切除，同時做上下固定與接合。此手術部分自費、部分健保給付，對於三度以上的內痔脫垂，有很好的治療效果。

傳統與微創手術的適用對象

若是痔瘡之中含有外痔、內外混合痔，或陳年老痔、脫垂、出血、外翻症狀都有，或是異物感很強、以外痔為主的痔瘡，甚至是急性發作、疼痛指數極高的血栓痔類型，需要的就是傳統手術或微創痔瘡手術了。這兩種手術的特點都是同時能將內外痔一次處理完。

1 傳統痔瘡手術

可分為將痔瘡組織割除後不縫合的「開放式」，與將傷口縫合的「閉鎖式」；切除痔瘡組織的器械可進一步選用超音波刀（Harmonic scaple）、組織凝集器（LigaSure），減低對組織的傷害。傳統手術較令人卻步的原因，在於必須住院，且需經歷漫長而疼痛的恢復期，術後照顧也較為繁瑣；但具有復發率低、幾乎適合各種類型痔瘡的優點。

2 微創痔瘡手術

在概念上是傳統痔瘡手術的變形，但手法則是著重組織分離和黏膜保留。它不再如傳統手術般，將痔瘡組織視為整塊團塊，而看作是撐鬆的黏膜、失去彈性的膨大血管軟組織，所以會在下黏膜區域和括約肌上方，細緻分離老化組織，將之抽離，再將正常組織貼合原位。其特點是能大幅度縮短恢復期的長度和疼痛度，患者大約可在一週左右復原，且自我照顧上較傳統手術方便許多，手術復發率和傳統手術一樣低，也同樣適合解決各種痔瘡症狀。

傳統手術vs.微創手術

微創痔瘡手術著重於保留正常組織，能夠避免傳統手術令病人擔心的種種不便與併發症。

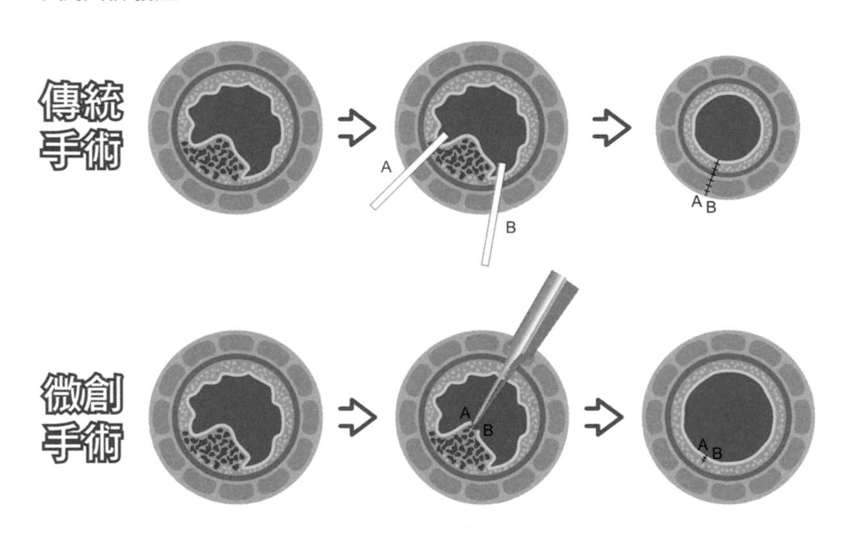

告別痔瘡前，三大麻醉方式比一比

既然痔瘡手術有多樣化的選擇，在術前的麻醉方式上也有幾種主流。

❶**局部麻醉**：在病人清醒的狀態下，手術醫師會在肛門周邊注射局部麻醉劑。優點是麻醉風險低，但有時無法完全阻斷痛感，也因為術中病人始終清醒而緊張，無法有舒適的感受。

❷**半身麻醉**：在清醒的狀態下，由醫師施行脊椎麻醉，優點是止痛效果較局部麻醉更加進階，但術後恢復期會需要短暫置入導尿管及平躺休息，也會有短暫下肢無力的麻醉後狀態。

❸**舒眠麻醉**：屬於全身麻醉的一種，由醫師於術前先打靜脈點滴，再由點滴線給予少量麻醉止痛藥，等病人漸漸睡著時，再於肛門周邊注射局部麻醉劑。病人能在睡眠中放鬆，舒適度高，加上舒眠麻醉不用插管，藥物使用量也比一般全身麻醉少，病人在停藥後可迅速恢復意識，且少有不適狀態，因此也適用於無痛胃鏡、大腸鏡檢查。

分析完各種痔瘡治療方式後，最重要的還是要提醒大家痔瘡處理的關鍵概念：找到經驗豐富的專科醫師、事前先做功課、看診時與醫師詳細溝通，是成功治療的不二法門！

各度（級）痔瘡對應的治療方式

根據不同的痔瘡分級，適用的手術方式也不一樣，下表提供大家簡單參考，若有任何疑問，還是必須和主治醫師諮詢討論喔！

	痔瘡第一度	痔瘡第二度	痔瘡第三度	痔瘡第四度	外痔與急血栓痔瘡
雷射治療	保守治療	○	×	×	×
冷凍治療		○	×	×	×
硬化劑治療		○	×	×	×
橡皮環結紮		○	×	×	×
超音波導引血管結紮術		○	○	×	×
環狀切除手術		○	○	○	×
傳統痔瘡手術		○	○	○	○
微創痔瘡手術		○	○	○	○

※上表標示「○」為適合，「×」為不適合。

大哉問！手術常見問題解析

手術前後該注意什麼？術後怎麼做可以讓傷口更快復原？如何才能避免復發……臨床上最常聽到的痔瘡疑問，都在這篇告訴你！

「手術同意書裡寫了那麼多字，一下子看不完；看到醫師護士的時候，又突然不知道該問什麼了……」

好不容易下定決心接受手術了，卻又覺得有些疑惑沒得到完全解答嗎？一次細緻完整的痔瘡手術，日後八至十年的復發率在百分之五以下，也就是說，對每一個病人而言，痔瘡手術幾乎都是一生一次，每個人的恢復期狀況也只能跟自己比較，偶爾或許能找到一位曾做過類似手術的親友當作比較對象，但每個人的組織恢復速度、下身循環各有不同，另一個人的病況很難完全套用在自己身上。

對於十多年來、每日執行痔瘡手術的我們而言，廣大的病人參數是三、四千例以上，見過不同恢復狀態的病人、參考國際文獻後，自然能歸納出一套恢復準則。然而，任憑再怎麼精簡這些臨床經驗，也很難在短短半個小時的門診時間裡，將手術前後的歷程完整敘述給病人聽。所以，這一篇是寫給想了解痔瘡手術後狀況的你。

術前：落實消毒與無菌步驟

為了控制傷口感染，一般會將病人的傷口區分為四種級別。其中，在開刀房裡經無菌消毒處理的痔瘡手術傷口，屬於第二級，即乾淨但易受污染的傷口（clean contaminated wound）；但若未經無菌處理，肛門受傷、再由大量糞便摩擦經過，就會是第四級傷口了。而傷口級數越高，恢復期的照顧越複雜、被細菌感染的危險越大。

然而，人類腸道中的細菌總量上百兆，要全部除菌是不可能的。因此，照顧痔瘡手術這類的第二級傷口，我們做的許多動作都是在「局部菌落減量」。手術前幾天低渣飲食、手術前一天服用清腸劑，都是在減低術後糞便量，以免手術後太多糞便經過，帶著複雜菌種污染傷口。另外，我們會在下刀前使用預防性抗生素，把潛在菌種廓清一輪；接著在術中使用不含酒精刺激性的優碘，從裡到外消毒肛門處至少三遍；術後也會特別叮囑病人規律地服用口服抗生素、使用抗生素藥膏，或配合藥水浸洗，個別細節會視手術當中病人的腸道狀況做調整。

原則上，術中若是腸道殘便很多，預期術後會有大量糞便來攪局的，照顧上會比較麻煩。總之，遵從醫囑、力行低渣飲食、術前清腸確實的病人，術後碰到的麻煩就會減少許多，所以別嫌醫護人員煩，每個苦口婆心的叮嚀可都是臨床經驗的累積呀！

術後：臨床常見問題和注意事項

手術過後多久才能恢復？該注意什麼？為何傷口出現狀況？如何避免復發？

以下整理出臨床上最常見問題和注意事項，祝福大家鬥痔成功！

❶ **術後疼痛**：手術後的疼痛程度因人而異，平均而言，傳統手術後疼痛最長大約持續三十至六十天；微創手術後疼痛大約七至十天。疼痛來源可能是術後縫線造成肛門處異物感，或糞便通過傷口時造成的拉扯擦傷感；可以藉由使用藥膏、局部止痛藥、長效或短效止痛針劑或口服藥物得到改善，適時服用軟便劑可保持排便濕潤柔軟，也能有效減低排便時的疼痛。

❷ **術後傷口感染**：雖然肛門傷口每天都要承受糞便摩擦，但在細心控制感染下的痔瘡手術後傷口感染並不常見，感染與膿瘍形成比例小於百分之五。手術前的低渣飲食和清腸、術中無菌消毒配合術後外用內服預防性抗生素，就能有效預防感染。雖然糞便通過時會與縫線和傷口摩擦，但只要如廁後以溫水沖洗、壓乾，一般不會有感染問題。另外，也要提醒各位，術前術後盡量不要熬夜或過度操勞，感染和免疫力有關，在較疲憊、熬夜或作息不規律的情況下，患者較易出現感染問題。術後一個月內若需要離境，特別是東南亞這些水質、飲食或菌種和台灣不一樣的地區，也可能增加感染風險，所以醫師將視情況讓病人服

用超過一週的抗生素。一般感染發生在術後十八至二十天左右，此時傷口大致上已恢復，不應出現疼痛不適，要是感覺肛門旁單點上越來越痛、有種要冒出青春痘的脹痛感，此時便可能是感染，得盡速與醫療院所聯絡。

③**術後傷口大出血**：發生比例小於千分之五，這和個人組織恢復能力與快慢有關，出血高峰期在術後一週左右。此時，有些病患因為下身循環較差、腫脹感較強烈，若遇上排便困難、蹲坐在馬桶上出力排便，就可能拉扯未完全脫落的縫線與新生組織，造成較大量的摩擦滲血。術後大量出血患者會在半個小時到一個小時之間不停有便意感，並排出大量血塊血水，此時要即刻與急診或醫療院所聯繫，必要時需重返手術室探查傷口及進行手術修補。

④**組織腫脹**：可能發生在術後五至七天或七至十天，依個人體質不同，有時會腫得讓病人誤以為又有新的痔瘡發作，但這樣的術後腫脹會在術後四至六週漸漸淡去。若傷口復原良好，搭配沐浴後溫水坐浴、便能幫助循環與消腫。

⑤**短期糞便沾污、屁股擦不乾淨**：傷口恢復期間因組織腫脹，造成肛門口暫時性閉合不完全，會有偶發的水便滲漏狀況，但症狀會隨著組織逐漸消腫而獲得完

全改善。

❻**術後短暫解尿困難、尿滯留**：發生率大約千分之一，在中年男性尿道較長的情況下較容易發生，主要是因為肛門周邊組織修復期的腫脹壓迫尿道。短暫的尿滯留可以藉由單次導尿治療，為了避免術後尿滯留，建議術後避免憋尿、一有尿意立即如廁為佳。

❼**肛門狹窄**：這是痔瘡手術晚期恢復過程中可能發生的少數併發症，比較會發生在早年傳統手術病人身上。因術後疤痕大量增生而造成肛門狹窄時，可以藉由擴肛方式改善，或以手術再做皮瓣修整。

❽**術後反應性疤痕增生**：有些病人的體質對可吸收的縫線有排斥反應，而造成縫線處贅生小肉芽組織，這些不平整組織多半會在縫線吸收後縮小。此外，畢竟肛門的使命是承受糞便的摩擦拉扯，就算手術傷口再怎麼完美，恢復期排便還是可能激發局部疤痕生成。所幸，肛門的疤痕生成率雖不低，疤痕重塑性卻也很大，大部分疤痕都會漸漸恢復平整，且多半不會引起不適感，頂多不是太好看罷了，並不會造成什麼困擾。

⑨**痔瘡復發**：一般手術後十年內復發率約百分之五以下。然而，痔瘡和飲食生活習慣息息相關，若不加以改善，將提高術後復發率；倘若病人有抽菸或排便習慣不佳，會加速血管壁的破壞與老化，提高復發機率。懷孕女性因腹壓增加等變數，也會提高痔瘡復發率；但接受過痔瘡手術的備孕病人請不要太焦慮，平日的排便型態才是關鍵，若是平時有注意保養，即便孕期會有短暫的痔瘡狀況，產後還是有機會自行復原的。

⑩**肛裂**：術後新生的黏膜較細緻柔嫩，術後三至六個月盡量避免大便乾硬，才不會造成不必要的肛裂、自己嚇自己。大多數的肛裂兩週至兩個月內可自行復原，適當使用溫水坐浴和塞劑，對肛裂復原有很大的幫助。

⑪**術後便祕卡住肛門口**：偶爾會遇見病人因為術後疼痛、不敢解便而使糞便堆積於直腸內。硬便卡住肛門直腸，會使高壓力的糞水從旁縫滲漏，有時反而帶來不斷腹瀉水便的錯覺。術後服用糞便膨鬆劑、糞便軟化劑有助於改善情況，無法改善時，得暫時藉由肛門指診將阻塞的乾硬便排除。

⑫**延遲性傷口小出血**：這樣的出血量不多，可能會排出些許小血塊，或滴血到馬

桶裡。小出血可能發生於術後兩個月內，發生率小於百分之二，與術後血管新生的過程有關，多半在使用塞劑和藥膏的情形下可自行痊癒。

術後這樣吃，補充營養恢復快

「醫師，請問要吃些什麼才能幫助傷口趕快恢復呢？」針對許多病人很關心的這個問題，在此也提供幾個痔瘡術後的飲食原則：

❶ **蛋白質、維他命C、維他命B_{12}**：術後是傷口修復的重要時期，一般原則是著重蛋白質的攝取；飲食上沒有絕對禁忌，魚湯、肉湯等新鮮蛋白質都能幫助傷口癒合，適時補充維他命C、維他命B_{12}，可以幫助纖維母細胞、結締組織及黏膜屏障修復。

❷ **腸道攝取才是重點**：如果怕術後糞便量太多，可以從粥和湯開始，多補充湯湯水水避免糞便乾硬，之後再漸漸進階攝取奶蛋魚肉豆和蔬果食物。有些病人很期待能從點滴獲得營養補給，但文獻證明能自行攝食、經由腸胃道吸收還是最

理想的營養攝取方式。

3 **營養補充品：**如果想讓傷口快點復原，補充富含 Glutamine（麩醯胺酸）的營養品可幫助修復黏膜並降低細菌遊走的機率，一般新鮮的牛、雞、豬肉，以及優格、乳製品當中都有。補充 Arginine（精氨酸）可改善免疫力，讓協助掌管免疫的T細胞更加活化，像是核果、豆類、花生、魚蝦、雞胸肉、豬肉等日常食材，都能攝取到。

Dr.鍾的人生相談室④

刀檯上的傳承

「中deaver。」「電燒。」

刀檯上せんせい（老師）叫著器械，雙手靈巧撥著組織、繞著線，我集中精神望著術中的膽道囊腫，有種不太真實的感覺。

今天這檯主刀的是老楊大夫，外科的大せんせい。

「來，雲霓！這邊suction一下。」老楊大夫的雙手在刀檯上嫻熟tie著線。很難想像，這雙手也曾經大把大把在新年給我抓糖果。老楊大夫、老楊大夫……我笑著練習這個稱謂。

「Vascular（止血鉗）。」「細線free tie。」

老楊大夫正在叫線。

舅舅正在叫線。

上幼稚園那一年，我跟著舅舅到中正紀念堂放風箏。

「霓霓會不會放風箏？」舅舅拉著風箏線交給我。

「不會。」

「妳看喔！妳拉著線，等一下起風就放線。」

放線？大概就是要我放手的意思吧？我拿著手裡有點嫌大的風箏，心中充滿困惑，但舅舅好嚴肅，我不敢問。

「好！聽我說放的時候就放！」風大了，風箏順飛了起來，舅舅這時大叫：「好！好！就現在！放放放放！」

放？甚麼吶？始終搞不懂要放什麼的我，很開心地放開雙手！

「啊！憨囝仔！不是放手啦！」風箏跟著大風飛了出去，舅舅也大叫著追著風箏跑了起來。

「Vascular。」「細線free tie。」無影燈下，舅舅叫著器械與縫線，「拿一支vascular夾一下。」

「是！」

「妳夾著這裡的血管，等等我說放的時候才放。」

「好。」

怎想得到，二十年後，能夠這樣，和我從小崇拜的舅舅一起站在刀檯前呢？

「進針不是用蠻力。手腕輕輕轉針頭、適應針鋒走。」外科是精湛的工藝，在嚴謹師徒制的訓練之下，需要絕對耐心和勤勉努力，有機會亦步亦趨傳承師長帶領的我，很幸運。

「好，」舅舅繞著止血鉗底端，將血管綁上了線，「好，現在放。」

「現在？放vascular嗎？」這次，我仔仔細細地問了。

「嗯！」

舅舅點點頭，突然想到什麼似地，隔著刀檯對我笑了。

第5章

難以啟齒，只好私訊醫師

按摩救痔瘡、成藥救痔瘡……坊間流傳的偏方是真是假？肛門癢也是痔瘡來亂嗎？痔瘡可以不開刀嗎？痔瘡專家不藏私統統告訴你。

可以不開刀嗎？能不能用成藥？

針對痔瘡疾病，近代醫學有充足的臨床實驗和多種藥物選擇。若使用藥物並搭配適當保養後，仍有健康或生活困擾，建議接受手術治療。

「醫師，拜託你開藥膏給我吧！」

「咦？可是我開的藥膏跟你手上這條自己在藥局買的一樣耶！」我接過病人平時擦的藥膏，充滿疑惑地回問。

「你開的藥膏牌子不一樣啊！一定比較有效，你上次開給我，我馬上就感覺到效果了。」

唉！並不是這樣的。病人會覺得醫師開的藥比較有效，多半是因為除了用藥外，同時也在飲食和生活上做調整的緣故。我們在門診時總會花上許多時間和病人溝通「痔瘡生成」的概念，並強調調整飲食及生活方式，才是痔瘡治療中最根本的一環。

另外，常常也有病人問到：「真的非要開刀？沒有其他方法可以治療痔瘡嗎？」痔瘡是良性疾病，即使知道自己有痔瘡，但只要飲食生活控制得當，讓它乖乖不發作，也不是非要接受進一步治療不可；但要是反覆受到痔瘡發作的困擾，又真不想開刀時，在症狀治療上也能試試以下幾種藥物。

口服藥物行不行？三大類常見痔瘡用藥

要注意的是，痔瘡組織的本質是一團曲張血管混合表面脹大的黏膜，所以一旦實質化地脫垂而出，只有手術才能將它從根本去除，坊間所有服藥、擦藥、栓劑都不是治本之道，但也不啻是緩解它的治標之法，適時使用這些成藥能減緩痔瘡引起的出血、破皮疼痛以及腫脹感。

以下列出幾種臨床上常見的口服藥物：

1 黃酮類口服藥（Flavonoids）

包括Diosmin、Troxerutin、Rutosides等傳統黃酮類藥物（non-MPFF），以及新型黃酮類藥物（MPFF, Micronised purified flavonoid fraction）。後者是將傳統黃酮類藥物做成更小的微粒，更利於人體吸收，臨床上最常用的配方為百分之九十的Diosmin（黃酮苷）和百分之十的Hesperidin（橙皮苷）。

黃酮類藥物本來的臨床用途，是用在慢性靜脈血管阻塞及水腫病人的身上。而痔瘡核心問題既是來自血管老化鬆垮、循環不佳，黃酮類藥物的作用便是增加痔瘡血管的彈性和增進循環，進一步緩解痔瘡發作時血管阻塞產生的腫脹、發炎感。近年來一項囊括一千五百一十四人的大型臨床實驗顯示，黃酮類藥物能有效降低痔瘡出血率達百分之六十七，減緩長期疼痛達百分之六十五，減低搔癢感達百分之三十五，減低再發率達百分之四十七；甚至對於痔瘡手術後的疼痛不適和出血率都有預防效果。正因如此，黃酮類藥物成為臨床開立給痔瘡病人口服的首選藥物。

2 銀杏（Ginkgo）口服藥

口服銀杏類藥物的作用在於增加靜脈血管彈性、促進血液回流，不過在痔瘡上的運用不像黃酮類廣泛。

3 羥苯磺酸鈣（Calcium Dobesilate）口服藥

羥苯磺酸鈣臨床用於糖尿病視網膜病變與靜脈回流不良的病人身上，主要作用在減少組織水腫、讓血管裡的血液不那麼黏稠，以免形成黏滯的血塊塞住血管。臨床上配合高纖飲食，可以有效降低痔瘡的出血率和腫脹不適感。

舒緩痔瘡，認識常見外用藥

一般診間及藥局能購買到的痔瘡外用藥膏，成分多半由抗發炎製劑（類固醇）、腫脹收斂製劑、局部麻醉止痛藥、保護皮膚類賦形劑（氧化鋅），及滋潤肛門肌膚的賦形劑（礦物油凡士林類）等組成，以下列出幾種市售藥膏成分，讓大家在購買時可依據症狀做辨別參考。

1 硝化甘油類（Nitrate）外用藥①

凡痔瘡發作或肛裂時，只要牽動鄰近的肛門括約肌，肌肉就會劇烈收縮，以避免肛門進一步受傷，這原先是人體的自我保衛機制，卻反而導致痔瘡發作期更加不適和疼痛。硝化甘油類藥物可減少肛門括約肌之間的傳導，壓制肌肉收縮、降低肛門壓力和局部痛感；它同時能擴張周邊血管、增進恢復期的肛門循環。臨床實驗上，曾同時讓急性血栓痔瘡患者局部併用硝化甘油類藥膏和鈣離子阻斷劑藥膏，果真有顯著的舒緩效果。不過，幾乎一半以上的病人用了硝化甘油類製劑，會引起頭痛副作用，用頭痛換痔瘡痛，很難比較哪個比較惱人，所以經常也讓醫師很難抉擇。

2　局部麻醉成分藥膏

局部用藥對於痔瘡出血、疼痛的「症狀控制」多少有效果，但不能算有療效。就像我在門診常用的比喻：痔瘡是血管的問題，如果有什麼藥膏是擦到痔瘡上，痔瘡就不見了；那把同樣的藥膏擦在手背靜脈上，它也會跟著不見才對。如果你覺得血管不可能在擦上藥膏後便萎縮，也就不該期待痔瘡會因為塗抹藥膏而消失。一般局部麻醉成分藥膏常以複方結合抗發炎的類固醇、血管收縮劑、潤滑肛門皮膚的油脂製成，好達到止痛、保護、收斂的作用。以下是市面上常見的局部麻醉成分藥膏，並以英文作為代稱，主要是幫助大家對藥品中使用的成分有所了解。

❶ T注入藥膏

成分：Prednisolone acetate（類固醇，抑制腫脹發炎）、Lidocaine（局部麻醉止痛癢）、allantoin（尿囊素，收斂腫脹）、vitamin E acetate（促進血液循環）、白凡士林、中鏈甘油酯、單硬酯酸甘油酯（滋潤皮膚之賦形劑）。

用法：每日一至兩次，以注入或外部塗抹方式舒緩症狀。

❷ X軟膏

成分：Hydrocortisone Acetate（類固醇）、Lidocaine（局部麻醉止痛癢）、Aluminium Acetate（收斂腫脹）、Zinc Oxide（保護皮膚賦形劑）。

用法：每日一至兩次，以注入或外部塗抹方式舒緩症狀。

❸ P軟膏

成分：Hydrocortisone（類固醇）、Cinchocaine hydrochloride（局部麻醉止痛癢）、羊毛脂、凡士林（滋潤皮膚之賦形劑）。

用法：每日一至兩次，以注入或外部塗抹方式舒緩症狀。

另外，診間也常被問到藥膏和塞劑、栓劑的作用有何不同？基本上，塞劑或栓劑是藥膏的固體劑型，也就是把原來乳霜狀的藥膏做成子彈形狀，幫助病人推送入肛門，以緩解內痔、或肛門內肛裂帶來的疼痛不適。一般建議病人在使用塞劑或栓劑前，以凡士林或藥膏沾潤子彈型的尖端，在感覺肛門口位置後，用洗淨的手指將塞劑輕輕往肛門內推，大約指尖往前稍微推入就能讓塞劑沒入肛門；半小時至一小時內，塞劑會在肛門內溶解為藥膏狀，充分發揮它的療效，等同於在肛門內面塗上藥膏的意思。

藥物救急不救本，請多向專業醫師諮詢

這邊也要強調，許多塞劑和藥膏都含有類固醇，它的本意是為了緩解痔瘡發作時，發炎腫脹、熱、痛的症狀。但若未經醫囑，長期連續使用會造成肛門皮膚變薄易破損、反覆慢性濕疹或提高局部感染機率。因此臨床上，我們常會開立幾種不同的藥物讓病人交替使用，配合生活習慣的調整，避免病人反覆使用同一種藥物，不但效用減半，還會加乘藥物的副作用、帶來身體負擔。

因時代的進步，近代醫學對於痔瘡這個古老疾病的內服、外用藥，都有充足的臨床實驗和多樣選擇。然而，當急性發作期透過藥物緩解後，還是建議至門診

尋求專業醫師協助，長期膨脹脫垂的三、四度痔瘡，如果症狀明顯、發作頻繁，仍須認真討論手術治療的可行性，免得這個不定時炸彈隨時找人麻煩。

①硝化甘油類的藥膏在台灣並沒有販售，但美國可買到，考慮病患也可能在國外自行購買，因此一併說明。

肛門好癢！難道是痔瘡來搗亂？

嚴格來說，肛門搔癢不算是特定疾病，但確實是在提醒身體可能有狀況。正確清潔並保養肛門，是預防搔癢復發的根本方法。

肛門搔癢這個症狀，可能是痔瘡引起，也不一定與痔瘡直接相關，但因此前來就診的患者卻占了門診的四分之一，尤其在季節變換的時刻更容易發生。所以做我們這一行，每當春夏或夏秋之際，清晨出門、感覺氣溫風向改變時，大概就能掐指預測，門診肛門搔癢的病人將倍增。

通常容易引起肛門搔癢的原因很多，但許多病人直覺地會聯想到「清潔不乾淨」或「長蟲」。事實上，門診發現多數病人發病原因仍是「清潔過度」，而引起肛門搔癢最常見的寄生蟲「蟯蟲感染」則大多發生在小兒身上，成人較少見；

並且，台北市二〇一二年蟯蟲感染率統計已下降至萬分之七，二〇一五年統計平地與山區感染率約在百分之二到百分之九間①。總而言之，在衛生醫療進步的台灣，寄生蟲感染率並不高，有學齡兒的家庭只要配合篩檢、懷疑時就醫，真的感染了配合服藥即可；但如果你是個在市區生活的健康成人，被蟯蟲感染的可能性實在是很低，請不要太過擔心。

惱人的肛門搔癢怎麼回事？常見五大原因

嚴格來說，肛門搔癢不算是特定疾病，但這個常常影響生活、特別在夜裡癢起來會影響睡眠的症狀，確實惱人！這裡歸納幾項常見的肛門搔癢原因：

1 痔瘡脫垂、肛裂、瘻管等痔瘻疾病

痔瘡的本體是老化鬆弛的血管，當它隨歲月或下身循環狀態脹縮時，可能會

帶來刺、痛、癢等症狀。這樣的搔癢不適感，若再加上病人對害怕肛門髒、清潔不夠的恐懼，便開啟了越認真洗，皮膚越乾、越破、越癢的惡性循環。

有些患者因為長期痔瘡脫垂，造成肛門內黏膜外翻，將腸內濕黏的腸液沾染在肛門四周，周邊皮膚被浸潤久了於是開始有潮濕、破皮、搔癢等症狀。因痔瘡引起的肛門搔癢，常常需要至門診與醫師討論，徹底解決痔瘡問題，才能除卻搔癢的根因。

因為硬便、腹瀉或甘油球浣腸、灌腸造成肛裂，也是常見的肛門搔癢原因。我們都有受擦傷或刀傷的經驗，傷口深的時候會有痛感、淺時則感覺癢癢的；肛裂也是這個道理，深層肛裂會帶來疼痛，淺層肛裂會導致搔癢。然而，肛裂在適當保養治療下，都可於一個月左右痊癒。

至於肛門瘻管常引發的是單點壓痛感，偶爾伴隨著搔癢，這樣的痛感有時還會伴隨著局部擠壓有膿液、血水等表現。提醒大家，瘻管是慢性感染症狀，沒有手術介入很難痊癒，有疑慮時建議及時就醫。

刺激性的抽菸、酒精、辛辣食物，可能會引起搔癢；牛奶、海鮮、麥麩、花生等過敏源，咖啡、茶、可樂、巧克力等稍具刺激性的飲品都可能是肛門搔癢的原因。如果攝入以上這些食物容易引起腹瀉，則腹瀉時對肛門的淺擦傷，以及食物殘渣對肛門的刺激，也可能引起搔癢。

臨床上，我曾診治過一位搔癢久治不癒的女性病人，細問之下才知道，本來她習慣吃清粥小菜等中式早餐，但後來改吃西式麵包配果醬和炒蛋，半年下來竟發生肛門搔癢症狀。細查過敏原懷疑她對麵包裡的麥麩過敏，不吃麵包後，搔癢也就止了。無論食材再好，都可能不適合你的身體，如果感覺肛門發癢，仔細想想最近飲食上的改變，有時細節就藏在生活習慣裡。

另外，不管是外用或內服抗生素，都可能因改變了肛門周邊的菌種平衡，而引起搔癢症狀。常見的情況是，有些女性朋友因為泌尿道感染服藥，殺了局部的細菌，卻造成與之抗衡的黴菌大量生長，反而因為淺層黴菌感染而搔癢難耐。這樣的症狀只要停了抗生素，就會漸漸改善。

3 感染相關

黴菌、細菌、病毒、寄生蟲感染，也可能造成肛門搔癢。寄生蟲感染在成人身上機率極低；黴菌造成的感染，在女性身上常常會伴隨著陰道分泌物變多、浸泡整個私密處、往後延伸至肛門部；若是細菌和病毒感染，則有它特別的皮膚變化，通常在具經驗的醫師診治下便能分曉。

這幾種感染只要多注意自身免疫力、適時擦藥膏治療，症狀都能在一個月左右得到大幅度的改善。另外，過長的肛門周邊毛髮，因為帶著糞便殘渣和多種菌落刺激肛門口，也可能造成搔癢；但除毛過度的肛門，也會因為少了毛髮屏障、過度摩擦受傷而發癢。所以，私密處除毛與否沒有絕對，也請依個別體質與專業醫護人員討論。

4 對接觸物質過敏

當天氣變得漸漸濕熱，如果又穿著貼身不透氣的衣物，就可能因汗水反覆刺激而引起肛門濕疹與搔癢。有時，碰上更換內褲廠牌對內衣褲染劑過敏，也是因素之一。而私密處洗劑、沐浴乳、肥皂，儘管成分天然，也會是刺激皮膚的過敏原。留意一下，如果你是在更換新的肥皂或沐浴乳後，才開始出現肛門癢的現象，那麼可能是對新的洗劑過敏的緣故。

5 罹患如慢性肝病、肝硬化、尿毒症、或糖尿病等慢性疾病

這部分需要做進一步檢查來排除，如果你有慢性病家族史，邁入中年時所發生的奇異肛門搔癢症狀，可能是健康警訊，請不要忽略它。

另外，如果是有過敏性鼻炎、異位性皮膚炎、氣喘的病人，也可能因為易過敏體質而在季節變換或壓力大時，遭受肛門發癢的困擾。臨床上，我們遇過選舉

時期民眾因徹夜守著電視等開票、熬夜壓力大，之後門診肛門搔癢病人大增的情況。有時如果慢性搔癢造成局部皮膚苔癬化，我們會開立含類固醇或抗組織胺的藥膏，幫助緩解慢性過敏症狀並止癢，避免因為癢而搔抓造成進一步皮膚損傷。但藥物只是部分輔助，正確的肛門清潔概念和保養觀念，才是預防搔癢復發的根本方法。

---

①台灣路竹會
http://www.taiwanroot.org/news.php?id=278

肛門出血啦！我該怎麼辦？

無論是肛裂或痔瘡引起的出血，都屬於良性。但要是已服用藥物、改善飲食和排便習慣，卻還是有出血情形，為避免造成慢性貧血，還是須及早就醫。

痔瘡引起的排便出血，可能纏在糞便上、滴到馬桶裡把整缸水染紅，大約五毫升血水就能弄得患者很狼狽、很害怕。事實上，單一次、純粹因為痔瘡或肛裂的排便出血症狀，不會造成大失血，也不會有生命危險。

出血時，病人總是會很害怕、很慌亂，但就像我們門診時常說的，內診時若能清楚看到容易肛裂的弱點或容易出血的內痔組織，醫師反倒很安心，無論是肛裂或痔瘡引起的出血，都屬於良性，至少不會讓人心驚膽顫地懷疑是腸內更深層處、腫瘤方面的問題。

排便出血，這樣做幫助止血

如果排便時遇上出血情形，請大致清潔肛門後便起身，切勿一直坐在馬桶上。門診時曾有病人敘述，原本希望能坐在馬桶上讓血流乾淨，但肛門內部面臨內痔出血或肛裂出血等狀況時，不但根本壓不到、沒辦法像一般傷口加壓止血之外，又因為站或坐時，肛門都處於身體最低位，如果一直坐在馬桶上，肛門局部痔瘡組織在重力影響下會膨脹，血水也會一直往下滲出、帶著血塊往低處流。

所以，最好的方法是清洗或濕擦肛門後、離開馬桶，稍微平躺休息；如果手邊有冰敷袋，可以隔著衣褲冷敷肛門周邊，也可以將衛生棉浸濕、放入冷凍庫後做成冷敷墊貼在內褲底部、協助止血。

如果痔瘡出血是你的痼疾，身邊剛好又有準備痔瘡塞劑的話，那麼將塞劑前方以凡士林或痔瘡藥膏做潤滑，順順以指尖推入肛門內，平躺或左側躺休息五至十分鐘，都能有效幫助止血。

莫慌莫怕！便便出血臨床常見案例大公開

分享幾個臨床上最常引起排便出血的情況，能讓你在就醫前先穩定心情。

狀況一：肛裂出血

「那天我排便時，大便頭有點硬，排出時肛門有種拉扯、撕裂的感覺，後來就流血了。」

「有一天我拉肚子感覺肛門好像有傷口、刺刺的，後來竟流出血來，之後幾天大便雖然正常，但還是會有點流血和疼痛情形。」

以上兩種肛裂出血現象，只要保持排便濕潤柔軟，配合溫水坐浴或使用塞劑、藥膏，在兩週到兩個月之間會自行痊癒。

狀況二：內痔出血

「我肛門出血都發生在排便時，如果剛排出的糞便頭有點乾硬，排便時就會需要出點力，雖然不會感覺痛，但還是有血滴進馬桶裡，有時候還要滴一陣子才會停。」

「我解便時都很順暢，大便也是軟的，可是每次大便完都會流不少血，但不會感覺到痛。」

「那天只是在辦公室坐久了一點，站起來就覺得屁股熱熱的，趕快衝去廁所，發現內褲上竟有一灘血！」

像這樣多半是內痔出血。有時候，陳年已久的內外混合痔，會因為痔瘡脫垂得太厲害、造成肛管內黏膜外翻，濕嫩的黏膜和貼身衣褲摩擦，不但平時就可能造成分泌物、不乾爽，有時還會造成磨破出血。首先，我們會先從調整飲食做起，必要時配合口服止血劑和軟便劑。若已經使用藥物、飲食纖維質也增量、排便順暢了，卻還是有出血情形，為了避免長期排便出血造成慢性貧血，請及早就醫，切忌放任不管。

狀況三：急性血栓痔瘡破裂

「前幾天突然覺得肛門口非常痛，摸到一塊硬硬的東西，幾天後摩擦到它會一直滲血，只好整天墊著衛生棉，但是奇怪，流血後我就比較不痛了。」

這是急性血栓痔瘡破裂所引起的出血。若疼痛緩解，可以在藥膏輔助下透過保守治療、觀察三至六週，等待血塊自行吸收溶解。若是來到門診，當我們看到血塊呼之欲出時，也會使用小針頭將血塊挑破擠出，治療上並不需要麻醉。被血栓痔瘡襲擊時是很痛的，發生的第一時間若能及時就醫，讓醫師輕巧地挑開血栓表面、釋放血塊，疼痛就可瞬間緩解。有時遇上病人運氣不佳，多方向同時形成箝制型的大痔瘡血栓時，我們會和病患討論，看是否近期內安排手術，在麻醉下同時將容易形成血栓的痔瘡區塊一併移除，加速痊癒、一勞永逸。

按摩可以救痔瘡，真的嗎？

想預防、改善、治療痔瘡，單單用手按摩的效果很有限，唯有培養規律的運動習慣幫助增進局部循環，才能真正收效！

「醫師，有沒有什麼按摩對改善痔瘡脫肛有幫助呢？」

「或是提肛呢？會有效果嗎？」

我說啊！規律的有氧運動，像跑步、拳擊有氧、熱舞、游泳，能增進局部循環，對痔瘡的預防和治療最有幫助了，要不要試試看建立運動習慣呢？只是用手按摩效果很有限啦！

「那躺著踩空中腳踏車呢？有用嗎？我膝蓋不好不能跑步，游泳要換衣服很麻煩，熱舞、騎腳踏車我一下就累了，真的不行。」

這樣的對話每週都會在診間上演好幾回，看來大家都希望能找到懶人心訣，不費力就能找回健康。關於痔瘡照護，到底有沒有一夕變高手的武林秘笈呢？

自我照護痔瘡，在家這樣做

在這一篇裡，我把對痔瘡脫肛有幫助的運動和按摩做了整理，大家即便是在家閉門，也能造車。

1 有氧運動

例如跑步、有氧快走、游泳運動，對加速下身循環、維持組織彈性和防止血管老化最有效。最佳運動頻率為每次三十分鐘，每週至少三次。

2 肛門局部運動

屬於較靜態的肌力運動，包括凱格爾運動、提肛運動、下身重量訓練、瑜伽貓式，對於鍛鍊肛門括約肌有幫助。這項運動的體能消耗很低，建議每次十至十五分鐘，每天兩至三次。

❶ **提肛運動**：可以在一天之中任何站坐的時間進行，先試著放鬆肩頸，選擇一個舒適的姿勢，將臀部、大腿收緊，慢慢深呼吸，並在吸氣時主動收縮肛門、呼氣時放鬆。每次循環做二十至三十次，每天至少三次，若能和瑜伽中的貓式動作一起進行，效果更好。

❷ **貓式瑜伽**：是一種間接利用體位改變而放鬆肛門的鍛鍊法，可以選擇平坦的地面或稍硬的床，彎曲膝蓋跪於其上，身體向前趴，同時將臀部翹高，肛門局部可以獲得緩慢的舒展，也對下身循環有幫助。

對痔瘡有益的6種運動

這些運動對於照護或預防痔瘡都有益處，不但溫和簡單，也很適合平常在家隨時進行。

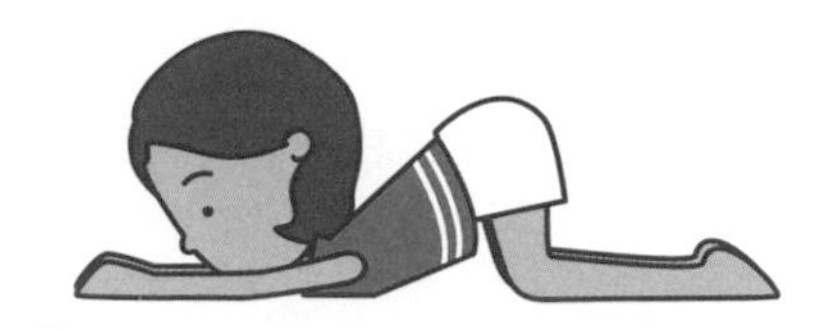

C 貓式瑜伽

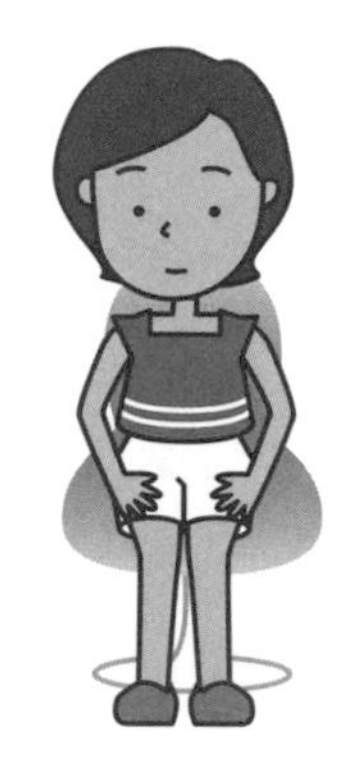

A 坐姿提肛運動

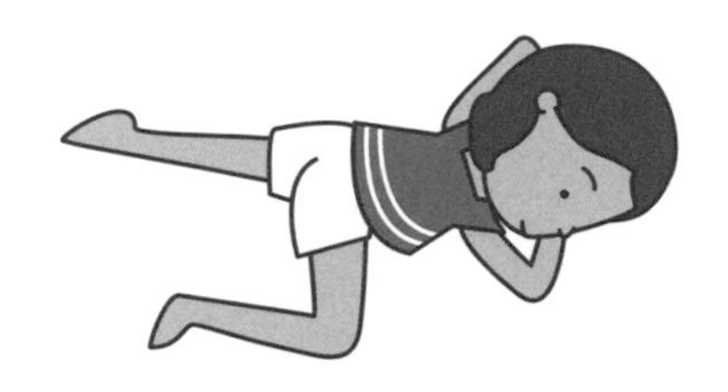

D 呈開腳趴臥姿進行縮肛運動

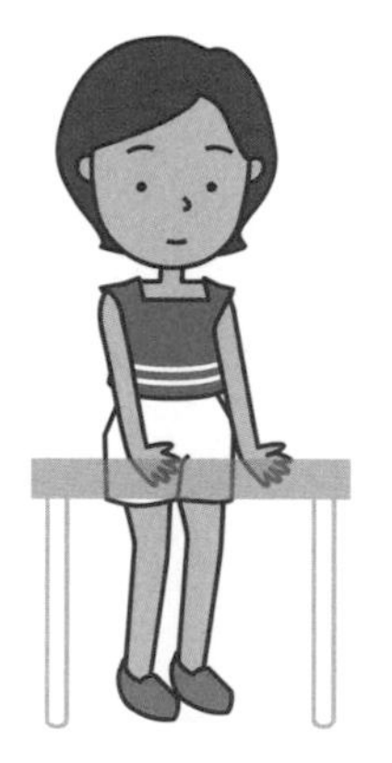

B 站姿提肛運動

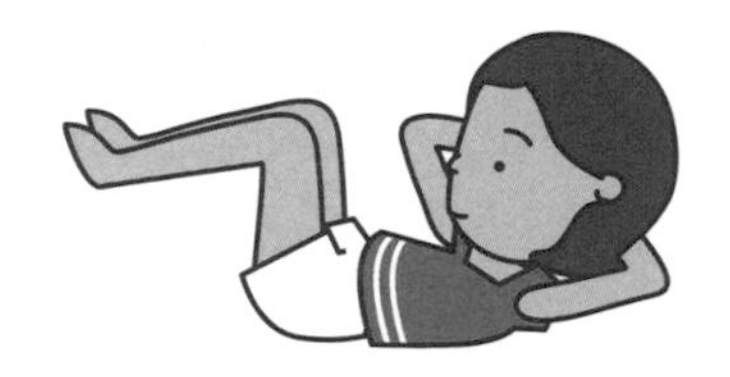

E 屈膝仰臥、訓練腹直肌和腹橫肌

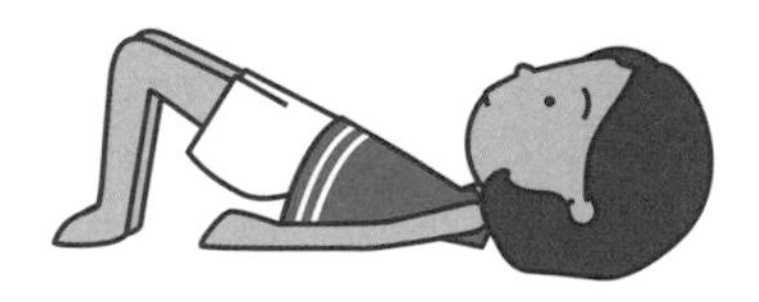

F 屈膝抬臀、訓練骨盆腔和臀大肌

3 溫水按摩

這是一種被動的按摩方式，藉由蓮蓬頭水柱或免治馬桶溫水柱，於排便後或洗澡後沖洗肛門周邊，以水流和熱度幫助循環。這裡要強調，溫水按摩對預防和治療痔瘡有幫助，但不建議侵入式的大腸水療，逆向刺激大腸的水療法反而對腸道蠕動有長久負面影響。

4 回推加上按摩

若痔瘡會隨著久站久坐膨脹脫出，請將手洗淨，試著緩緩施力將痔瘡推回去，再於膨出的痔瘡局部做按摩。要是脫垂的痔瘡讓你覺得腫脹不適，可以先配合溫水坐浴，在溫水中把較消腫的痔瘡推回；或坐浴後在痔瘡表面塗上藥膏，輕輕試著將其推回肛門內。肛門括約肌環就像個戒指，脫垂的痔瘡往外掉、卡在肛門括約肌環外，就像手指長胖了會卡住戒指一樣，越卡越緊、越卡越痛，有時形成臨床上見到的「嵌入型痔瘡」，整個卡死在肛門外，就會痛得在地上打滾了。

5 擴肛療法

這個由學者於西元一八二九年提出的療法，最初是用在肛門括約肌痙攣或先天太緊，導致反覆肛裂或痔瘡的患者身上。原先的理論是在多點注射局部麻醉劑的情況下，醫師以手指伸入肛門，多方向撐斷表層部分環型括約肌，漸漸降低整體肛門壓力。對於肛門壓力高、長期有肛裂或痔瘡困擾的病人，有時也會在醫師的建議下，穿戴醫用手套、塗上凡士林或醫囑藥膏，在家自行以食指進行擴肛；或者使用醫用擴肛器，從小型漸漸使用至中型、大型擴肛器來放鬆肛門，每次置入擴肛器的時間為三至五分鐘，待撐斷部分肌肉後等待兩至三週左右再進行第二次。無論是自我擴肛療法或門診擴肛，目前較常使用在幼童無肛症手術術後，或複雜直腸手術後，鮮少用於一般病人身上，在這裡列出僅讓大家增廣見聞。實際使用情況，還是得前往門診和醫師討論。

Dr.鍾的人生相談室⑤

放棄心肺復甦的女孩

二十歲的小靜因為先天膽道疾病接受手術，術後，插著管的她於加護病房昏迷，皮膚也因膽道阻塞而呈現黃橘色。

小靜床邊放著一瓶韓國正流行的潤膚乳，每次探訪時，媽媽都會邊為她擦乳液、邊和她說話。

當時的我看不明白，爸媽從出生起就全力救治這個孩子，怎麼就不放手讓她走呢？腹部這麼多手術傷疤、爸媽看起來那麼滄桑，這樣的人生，真的是他們要的嗎？

當晚，剛下刀的我回到值班室。

「999，加護病房第六床。」急救廣播響起，我一個箭步衝出門去。

「六床怎麼了？備電擊器！準備打Bosmin！」我跳上病床，二話不說開始壓胸。

大家忙成一團，我邊CPR，邊看著自己斗大的汗珠滴在手上，抬頭望向監視器，心跳還是0……

霎那間，病人伸手抓住我的手腕，黃橘色的爪甲深深嵌進我手背，我停不下CPR的節奏，猛然抬頭，剛好對上她瞪大的雙眼……

「啊！」我驚叫著在值班床上驚醒。手上的痛好真實，我低頭摸著手腕肌膚，覺得百般困惑，於是起身走進第六床，輕輕拉了拉沉睡中小靜的手。

「如果小靜醒不來，妳覺得爸媽考慮過DNR（拒絕心肺復甦術）嗎？」總覺得那個夢很真實，於是我把考量告訴團隊。

小靜最後平靜地走了。在生命徵象不穩定之前，爸媽簽署了DNR。

最後那幾天，爸媽依舊在會客時間，悉心為她擦著乳液。那時的我，沒有勇氣上前提起我的夢境，也沒有勇氣給他們一個擁抱或安慰，只能遠遠躲在電腦後面，不爭氣地跟著掉淚。

很多年後，我成了母親，也終於明白了那樣的心情。當時是哪來的天真呢？再滄桑、再憂愁，要不要這樣的人生，從來不是選擇；打從出生起，那個抱在手裡的纖弱孩子啊！無論是傷了、病了，我們都將全心全意愛著。

那一天，朋友從韓國回來，帶了條小靜當年同一牌的護手霜。

我打開瓶蓋，小心翼翼，將熟悉香味擦上手腕。

國家圖書館出版品預行編目資料

痔瘡自救全書：痔瘡專家教你預防、診斷、自療、術後保養，搞定國民病一本就通！ / 鍾雲霓著 . -- 初版 . --
臺北市：三采文化 , 2020.01
面； 公分 . -- (三采健康館；141)
ISBN 978-957-658-266-0(平裝)

1. 痔瘡

415.565 108018565

個人健康情形因年齡、性別、病史和特殊情況而異，本書提供科學、保健或健康資訊與新知，非治療方法，建議您若有任何不適，仍應諮詢專業醫師之診斷與治療。

suncolor
三采文化集團

三采健康館 141

痔瘡自救全書

痔瘡專家教你預防、診斷、自療、術後保養，搞定國民病一本就通！

作者｜ 鍾雲霓
副總編輯｜ 鄭微宣 責任編輯｜ 陳雅玲 企劃開發｜ 杜雅婷 文字編輯｜ 鄭碧君
美術主編｜ 藍秀婷 封面設計｜ 池婉珊 內頁排版｜ 陳育彤 插畫｜ 王小鈴

發行人｜ 張輝明 總編輯｜ 曾雅青 發行所｜ 三采文化股份有限公司
地址｜ 台北市內湖區瑞光路 513 巷 33 號 8 樓
傳訊｜ TEL:8797-1234 FAX:8797-1688 網址｜ www.suncolor.com.tw
郵政劃撥｜ 帳號：14319060 戶名：三采文化股份有限公司
本版發行｜ 2020 年 1 月 3 日 定價｜ NT$360